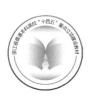

浙江省普通本科高校"十四五"重点立项建设教材

基础医学实验

生理学实验

主 编◎王 敏

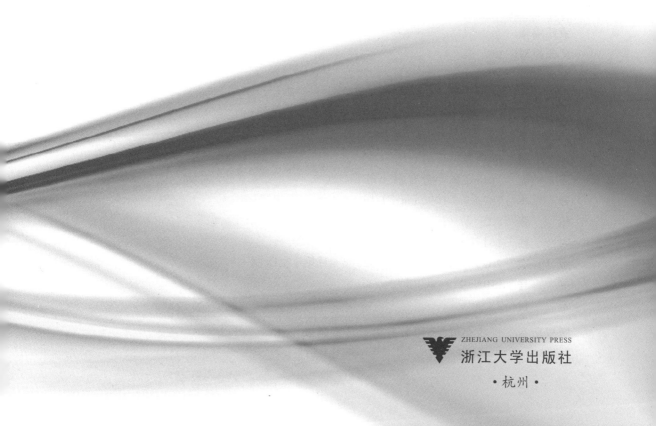

ZHEJIANG UNIVERSITY PRESS
浙江大学出版社
·杭州·

图书在版编目（CIP）数据

基础医学实验. 生理学实验 / 王敏主编. -- 杭州：
浙江大学出版社，2025. 5. -- ISBN 978-7-308-26231-6

Ⅰ. R3-33；Q4-33

中国国家版本馆CIP数据核字第2025U3R430号

基础医学实验——生理学实验

王　敏　主编

责任编辑	秦　瑕	
责任校对	徐　霞	
封面设计	续设计	
出版发行	浙江大学出版社	
	（杭州市天目山路148号　邮政编码310007）	
	（网址：http://www.zjupress.com）	
排　　版	杭州晨特广告有限公司	
印　　刷	杭州捷派印务有限公司	
开　　本	787mm×1092mm　1/16	
印　　张	8.25	
字　　数	161千	
版印次	2025年5月第1版　2025年5月第1次印刷	
书　　号	ISBN 978-7-308-26231-6	
定　　价	28.00元	

编委会名单

主　编　王　敏

副主编　贾金婧　姜海英　李　丽

编　委　柴荣奎　夏满莉　董　波
　　　　　陈　越　李伟健　熊佳丽

前　言

　　本书作为浙江省高校"十四五"新医科重点立项建设教材,致力于通过实验教学平台,推动学科交叉融合、提升医学生综合素质与创新能力。

　　本书是基础医学实验教材的分册,为顺应医学教育改革需求,贴合浙江省"十四五"新医科建设规划,系统构建了医学生理学实验教学体系。全书分四篇:第一篇聚焦实验基础,涵盖实验室规范、仪器操作及动物实验技术,奠定实践根基;第二篇通过神经肌肉、心血管、呼吸、消化、泌尿等经典系统实验,解析器官功能调控机制;第三篇创新设置人体无创/微创实验项目,强化理论知识临床转化能力;第四篇以综合性实验整合多系统知识,培养复杂问题解决思维。

　　教材融合现代技术手段,配套数字化资源,构建从基础操作到创新研究的完整学习路径,助力医学生建立系统化生理学认知框架,实现科学思维与实践能力的协同提升。我们诚挚期盼广大师生及读者在使用中提出宝贵意见,共同推动本教材的持续改进与完善。

目　录

第四篇　综合性实验

第十一章　综合性实验　/ 105

第一篇
生理学实验的基本知识和技术

第一章 绪 论

第一节 生理学实验概述

生理学是一门实践性很强的实验科学。科学实验创立和发展了生理学理论,是研究生理学的基本方法。

生理学实验是一门在整体、器官或组织水平进行机能实验的课程。实验内容根据理论课教学内容和进度设计,包括观察记录生理学现象,验证经典生理学规律,以巩固生理学理论知识的学习。同时,通过培养学生的生理学实验技能,锻炼学生分析问题、解决问题的能力,并通过实验报告撰写初步进行科学论文写作的训练。

开设实验课程的目的在于让学生了解生理学实验的基本理论和研究方法,掌握必需的实验技能和基本操作;引导学生观察实验现象,思考探寻现象与本质的联系,认识正常生命活动过程及其规律。同时,在此过程中,培养学生认真刻苦、实事求是和理论联系实际的科学精神,提高学生分析问题和解决问题的能力。

第二节 生理学实验的基本要求

为更好地实现生理学实验的教学目的,提高教学质量,学生应做到以下几个方面。

▶ 一、实验课前

(1)仔细阅读实验教材相关内容,了解实验目的和要求,充分理解设计原理,熟悉实验步骤、操作程序和注意事项。

(2)结合实验内容,复习有关理论知识,做到充分理解,以提高实验课教学效果。

实验室规则

（3）预测实验中各个步骤可能得到的结果。对预期的结果做出合理的解释。

（4）估计实验中可能发生的误差，并制订减少误差的措施。

▶ 二、实验过程中

（1）认真听取指导教师的讲解和观看示教操作，尤其是教师所指出的实验注意事项。

（2）实验器材和用具的放置要整齐、稳妥、有条不紊。贵重仪器在尚未熟悉操作规程之前，不可轻易操作。

（3）严格按照实验教材的步骤进行操作，不可随意改动。要注意善待实验动物，节省实验药品。

（4）遵守实验室守则，注意实验安全。以人体为对象的项目，应重点关注人身安全，必须在确认安全无误后开始实验。

（5）要以严谨、实事求是的科学态度，仔细、耐心地观察实验过程中出现的现象。随时记录出现反应的时间、反应的表现及最后的转归，联系相关理论知识进行思考。

（6）在实验过程中若遇到疑难之处，先要自己设法排除。解决不了的，可向指导教师汇报情况，请求协助解决。

（7）实验小组成员应轮流进行各项实验操作，力求每人的学习机会均等。小组成员要明确分工、相互配合、各尽其职，并服从统一指挥。

▶ 三、实验结束后

（1）洗净擦干手术器械，摆放整齐。整理并清点实验仪器和用具，如有损坏或短缺应立即报告指导教师。离开实验室时应关闭相关电源开关。

（2）按规定妥善处理实验后的动物和废弃物，不得随意丢弃。

（3）各组轮流负责实验室的清洁卫生工作，以保证实验室环境的整洁。

（4）认真收集实验资料，对实验记录进行分类整理，对实验数据进行统计处理，为撰写实验报告做准备。

（5）认真及时撰写实验报告，对实验结果进行分析讨论，得出实验结论，按时交给教师评阅。

第三节　生理学实验报告书写要求

实验报告是对实验的全面总结，也是实验课的基本训练之一。书写实验报告，可使学生掌握图表绘制、数据处理、文献资料查阅的基本方法，学会利用实验资料和文献资料对实验结果进行科学的分析和总结，进一步提高学生应用理论知识分析、解决实际问题的能力和文字表达的能力，以便为日后撰写科学论文打下良好的基础。因此，学生应以科学、认真、严肃的态度独立完成实验报告。报告要求文字精练、条理清晰、观点明确、字迹工整。

实验结束后，根据指导教师的要求，每人写一份实验报告，并按时完成，及时送交指导教师评阅。

实验报告内容的要求如下。

（1）基本情况：学生姓名、专业、年级、班级、组别、日期、室温等。

（2）实验题目：概括实验的主要内容，应包含处理因素、实验对象和实验效应。

实验报告的格式

（3）实验目的：反映实验所要证实的论点或要研究的内容。

（4）材料与方法：实验动物、药品、仪器和主要器材，具体的实验步骤和观察指标等。一般情况下重复使用的方法，可做简要说明。

（5）实验结果：实验中得到的结果数据，分为两大类：一类是计量资料，另一类是计数资料。计量资料是以数值大小来表示某事物变化的程度，如心率、血压、血流量、呼吸频率、尿量、细胞数等。这类资料可用测量仪器获得数据和实验曲线。计数资料是清点数目所得到的结果，如动物的存活或死亡数量、疗效的阳性或阴性数量等。实验中得到的结果数据必须进行统计处理分析，常采用统计表、图和文字叙述三种方式。客观结果以表或图的形式展示，并标注其显著性。常用直方图、折线图和坐标图展示实验结果。主观结果通过文字描述，要求条理清晰、表达准确。如因操作失误或实验动物发生意外未能获得所需观察的实验结果，应给予如实说明。

（6）分析讨论：根据已知的理论知识对实验结果进行针对性的解释分析，并指出其生理意义。分析推理要有根据，实事求是，符合逻辑。如果出现非预期的结果，应分析其可能的原因。

（7）结论：在对实验结果进行分析讨论的基础上归纳出概括性的判断，即简明总结该实验所能验证的概念或理论。结论应与实验目的相呼应，简明扼要，概括性强，不要罗列具体的结果，也不能轻易推断或引申。

思考题

1.学习生理学实验的目的是什么？

2.医学生在进行生理学实验过程中应注意些什么？

课后自测　　　知识拓展

第二章 常用实验仪器及手术器械

第一节 生物信号采集处理系统

生物信号可反映生物体的生命活动状态,因此,生物信号的采集与处理是实验研究的重要手段之一。生物信号一类为电信号,如心电、脑电、肌电和细胞电活动等;另一类为非电信号,如血压、体温、呼吸、肌肉张力、脉搏等。

▶ 一、生物信号采集处理系统概述

生物信号采集处理系统是利用计算机的强大处理功能,集信号数据采集、放大、显示、存储、处理及输出于一体的实验系统。该系统主要用于观察、记录并分析不同实验条件下生物机能的变化。生物信号采集处理系统易于操作、功能强大、便于观察,大大提高了实验效率,为广大师生教学科研的开展提供了很好的实验平台。目前,生理学实验研究中常用的系统有泰盟MedLab、泰盟BL-420N等。

▶ 二、生物信号采集处理系统的使用

(一)MedLab生物信号采集处理系统的组成

1.硬件

仪器前面板如图2-1所示,设置有生物信号输入(通道1~4)、刺激输出、电源开关。

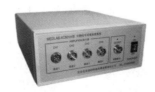

图2-1　MedLab系统仪器前面板

2.软件

MedLab6.0软件窗口界面如图2-2所示,分菜单栏、快捷工具栏、通道显示区、标记栏、结果显示控制区、刺激器控制区、X轴显示控制区、采样控制区等。

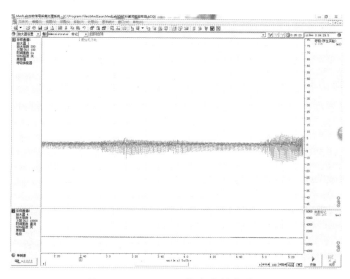

图2-2　MedLab6.0软件采样窗界面

(二)MedLab生物信号采集处理系统的使用操作方法

1.开始实验

(1)打开仪器前面板上的电源开关,指示灯亮后,开启电脑。

(2)双击电脑桌面上的MedLab软件图标,进入实验系统

(3)在MedLab软件采样窗界面上,通过"文件"菜单中的"打开配置"命令,选择对应实验项目的配置文件。等界面跳转后,点击界面右下角的"开始"按钮,开始实验记录。

2.暂停实验

如需暂停以观察与记录,点击界面右下角的"开始"按钮即可;如想恢复记录状态可再次点击"开始"按钮。

3.实验标签

实验记录过程中,在工具栏"标记"按钮右侧编辑框选择已有的实验项目或者输入需要添加的实验项目名称,点击右侧" "按钮即标记添加完成。此外也可在实验结束后添加、移动和修改标记内容。

4.结束实验

点击"开始"按钮,停止实验记录,通过"文件"菜单中的"保存"或者"另存为"命令,及时对实验数据进行保存。保存的波形数据系统默认为.add文件,默认的存盘位置为DATA目录。

5.数据丢失与保存

当启动实验时,系统软件会自动启动数据记录功能。即使实验过程中电脑突然死机,实验数据也不会丢失,临时数据以temp.add"文件名的形式默认存在于"文件"菜单子目录DATA文件中。

6.反演数据

通过"文件"菜单中的"打开"命令,选择需要反演的文件名,按"确定"按钮。对于反演的数据,可以拖动底部窗口的反演滚动条选择不同时间段的数据进行观察和分析,或通过底部窗口的滚动条和反演按钮窗口中的查找命令按钮查找所需要的数据。

7.数据处理

采样窗有曲线要测量时点击菜单栏"处理"按钮,选择"屏幕测量方式",进入子菜单,可以选择四种测量方式,如图2-3所示。

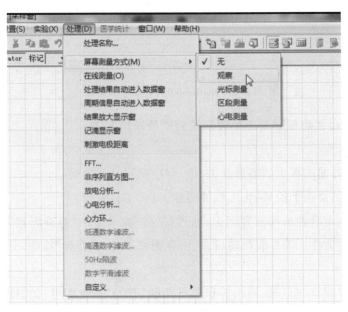

图2-3 屏幕测量方式窗口

(1)观察:按下"观察"按钮后,在曲线上移动鼠标时,屏幕出现两条虚线。其横线的高度与曲线幅度一致,且右边会提示Y的数值。竖线的左右位置随鼠标而动,且右上的小显示框里显示此位置的时间值。

(2)光标测量:选此项或在工具棒中测量按钮右边选此项后,在曲线上单击鼠标左键将出现一道竖线及一个数据报告小框,如图2-4中所示。在有第一个光标的情况下,按住"Shift"键的同时再点曲线的某位置,将报告出此处与第一光标的相对值,用ΔX和ΔY来表示。如图2-5所示,第二个光标相对第一光标的时间间隔为19.3s,幅度相对第一光标的幅度低了6.043(g)。相对光标可测量多处位置,但数据都是相对于第一光标而言的。要计算波形变化时这种测量方法比较方便。

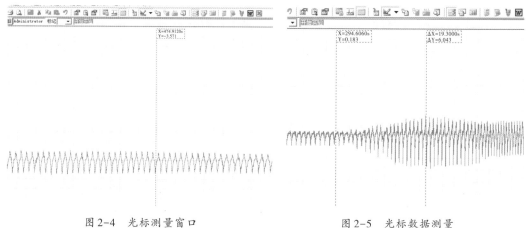

图2-4　光标测量窗口　　　　　　　　图2-5　光标数据测量

（3）区段测量:选此项或在工具棒的测量按钮右边选此项后,屏幕的右方弹出区段测量结果的报告窗(图2-6)。区段测量的方法很简单。按住鼠标左键在曲线上拖动,所拖之处变成深蓝色以示选中,结果报告窗中的数据就是根据深蓝色数据段计算出来的。区段测量是一种通用的测量方式。可同时观测4~12个测量项目,即"条目数"。单击测量项目提示的字符时,有弹出菜单,列出所有的项目可供任意选择。计算结果如需要进一步统计,可按"入表"按钮,这组数据便进入了数据窗口。

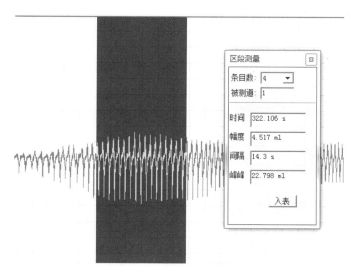

图2-6　区段测量窗口

（4)心电测量:专为心电测量提供。

8.图形编辑打印

（1）在实时实验或数据反演过程中，按下界面右下角的"开始"按钮使实验处于暂停状态。此时，快捷工具栏按钮处于激活状态。

（2）对所需的一段波形进行区域选择。一种方法是连续拖动鼠标，选中的区域即为需打印的区域。另一种是选定不需要的一段波形右键鼠标，点击"删除"命令或者点击快捷工具栏上"剪切 ✂"按钮，清除不需要的波形。

（3）区域选择以后，点击工具栏上"实验曲线入打印编辑窗"按钮（图2-7），再依次点击工具栏上"打印预览窗"按钮（图2-8），剪辑的图形将自动粘贴到打印编辑窗口中。

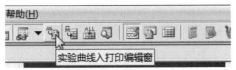

图2-7 "实验曲线入打印编辑区"按钮

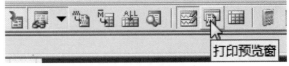

图2-8 "打印预览窗"按钮

（4）点击打印编辑窗口的"打印"按钮（图2-9）。或者新建一个 Word 文档，将打印编辑窗中的图形粘贴到文档中，再编辑打印。

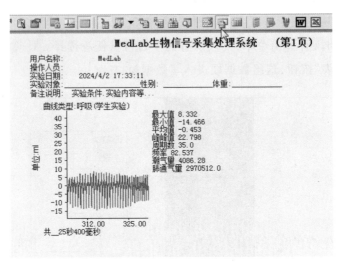

图2-9 打印编辑窗口

（5）若再次点击"采样窗"按钮（图2-10），可返回到采样窗界面。

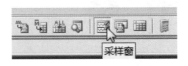

图2-10 "采样窗"按钮

9.刺激器功能设置

刺激器控制区位于整个窗口的左下角,用于选择刺激方式、设置刺激参数及启动刺激器(图2-11)。

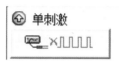

图2-11　"刺激"按钮

用鼠标点击黑色箭头按钮,弹出刺激器面板图(图2-12)。刺激模式有单刺激、复刺激、主周期刺激、自动间隔调节、自动幅度调节、自动波宽调节和自动频率调节等模式。按需要选择其中之一,刺激器方式设置即完成,各刺激方式均可设置相关参数(图2-13)。

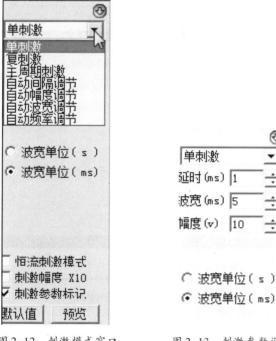

图2-12　刺激模式窗口　　图2-13　刺激参数设置

单刺激为单个方波刺激,可用于骨骼肌单收缩、期前收缩等实验。刺激减压神经、迷走神经和强直收缩等实验常采用复刺激模式。自动幅度调节主要用于阈强度的测定。自动频率调节主要用于单收缩至强直收缩、膈肌张力与刺激频率的关系等实验。按下刺激器最下方的按钮,刺激器呈开启状态。按钮抬起,刺激器停止工作。

（三）BL-420N集成化信号采集处理系统

（1）硬件:图2-14所示为BL-420N的硬件,集成了可移动实验平台、生物采集系统、呼吸系统、测温系统、照明系统以及同步演示系统。

（2）软件：BL-420N软件窗口界面如图2-15所示，分3个主要的视图区，分别为功能区、波形显示视图区和实验数据列表区。

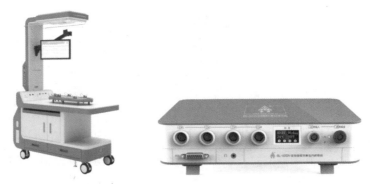

图2-14　BL-420N集成化生理信号采集台和BL-420N硬件

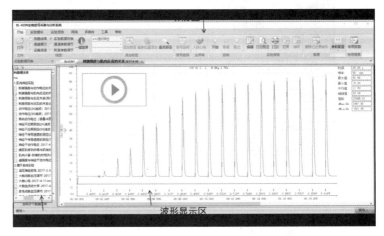

图2-15　BL-420N软件窗口界面分区

（四）BL-420N集成化信号采集与处理系统使用操作方法

1.开始实验

（1）打开采集台的电源开关，开启计算机。

（2）双击计算机桌面上的BL-420N软件图标，进入实验系统。

（3）选择功能区"实验模块"栏目（图2-16），根据需要选择不同的实验模块开始实验，比如，选择"循环"→"蛙心灌流"，将自动启动该实验模块。由实验模块启动，系统会自动配置相关实验参数，方便快速实验。

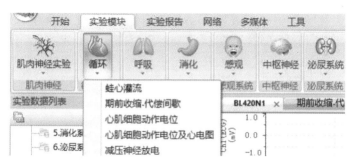

图2-16　实验模块启动实验项目

2.暂停和停止实验

软件打开后,即会出现启动视图,在"启动视图"中点击"暂停"或"停止"按钮,或者选择功能区开始栏中的"控制"板块的"暂停"或"停止"按钮,就可以完成操作(图2-17)。

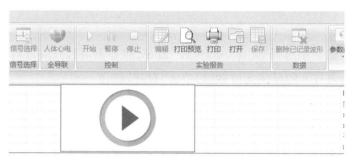

图2-17　启动、暂停、停止实验按钮

3.实验标签

在功能区开始栏中的"添加标签"板块,选择已有的实验项目,单击右侧的按钮即标签添加完成(图2-18)。

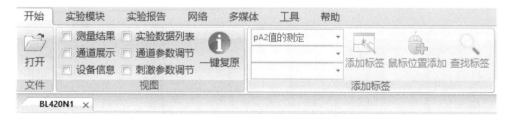

图2-18　功能区开始栏中添加标签功能

4.实验数据保存

点击停止实验按钮,系统会弹出一个对话框询问是否停止实验,确认后则弹出"另存为"对话框(图2-19)。保存的波形数据默认命名为"年_月_日_Non.tmen",点击"保存"即可完成。

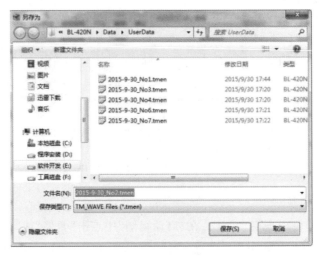

图2-19 数据保存对话框

5.反演数据

功能区的开始栏中选择"文件"→"打开"命令,将弹出与打开文件对话框,在打开文件对话框中选择要打开的反演文件,然后单击"打开"按钮。

6.数据处理

(1)光标测量:数据反演时鼠标在波形线上变成"×",移动鼠标,可以显示当前位置的坐标值(图2-20)。

(2)其他测量:在波形视图区单击鼠标右键,进入子菜单,选择"测量",出现多种测量方式,如区间测量、水平测量、心功能测量等(图2-21),可根据实验需要选择不同测量方式。

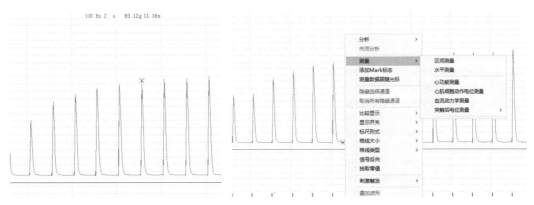

图2-20 光标测量方法　　　　　　　图2-21 其他测量方法

7.波形编辑

将鼠标移动到纵坐标显示区,滑动鼠标滚轮即可放大/缩小波形(图2-22);将鼠标移

动到横坐标显示区,滑动鼠标滚轮即可压缩/扩展波形;在纵坐标显示区双击鼠标左键,
波形会恢复到默认大小。

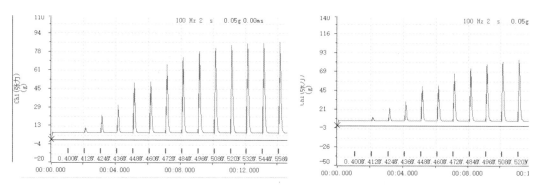

图 2-22　波形的放大/缩小

8.数据剪辑

从原始采样数据中选择一段或多段实验波形,区域选择后,一个以"cut.tme"命名的
数据剪辑文件将自动生成,可按照自己的需要重命名剪辑文件,但命名文件不能与所打
开反演文件重名。

9.刺激器功能设置

在选择功能区开始栏中的"刺激器"选择框,打开刺激参数调节视图。刺激参数调节
视图按照垂直方式排列,停靠主显示视图下部。如图 2-23 所示,视图从上到下或从左到
右依次为 4 个部分:"启动刺激"按钮,刺激模式选择区,刺激参数调节区和波形示意区。
可根据实验内容需要选择合适的刺激参数。单刺激为单个方波刺激,可用于骨骼肌单收
缩、期前收缩等实验。刺激减压神经、迷走神经和强直收缩等实验常采用串刺激模式。

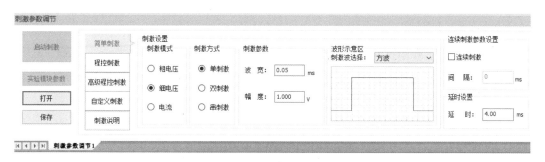

图 2-23　刺激参数调节视图

第二节　人体生理实验系统

人体生理实验系统主要由集成化生理信号采集台、人体生理实验附件包、人体生理实验软件系统、检查床、运动单车等五部分组成（图2-24）。以HPS-101人体生理实验系统为例，本系统基于BL-420N生物信号采集处理系统，配备专用的实验器材，以多媒体互动的方式开展人体生理学实验教学。

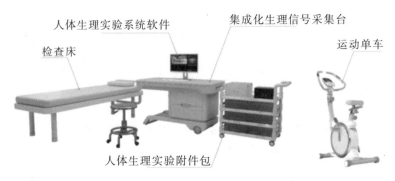

图2-24　HPS-101人体生理实验系统

（一）系统组成

1.硬件

集成化生理信号采集台（图2-24）集成了BL-420N硬件和电脑，具有采集、显示、分析和存储人体生理信号等功能。

2.软件

HPS-101人体生理实验软件，包括神经-肌肉实验、循环系统实验、呼吸系统实验、消化系统实验、代谢系统实验和人体运动生理实验等10类20个常见人体生理实验模块。

3.人体生理实验附件包

附件包涵盖呼吸、血压、心音、心电、脑电、肺功能、血氧等常用实验配件。

（二）HPS-101人体生理实验系统开展实验的操作方法

1.开始/停止实验

（1）打开HPS-101采集台的电源开关，同时开启电脑。

（2）点击桌面的HPS-101人体生理实验软件图标，进入实验系统（图2-25）。

（3）选择不同的实验模块进入实验项目（图2-26）。每个模块主要包括实验概述、实验项目、实验测验和实验拓展四部分。

（4）在"实验项目"界面点击"开始实验"进入实验记录界面。

（5）实验过程中，界面右侧的操作步骤展示区可指导全部操作过程；通过界面右下方的实验控制区完成对实验的开始/暂停、停止、上一步等控制。

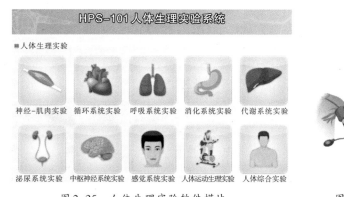

图2-25 人体生理实验软件模块

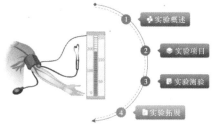

图2-26 人体生理实验模块项目

2.实验标签

有三种添加实验标签的方法。

(1)实验操作步骤展示区添加:点击实验操作步骤展示区中的"实验标签"选框,选择相应的标签,单击右侧"添加"按钮,将鼠标移动到目标波形处点击左键完成添加(图2-27)。

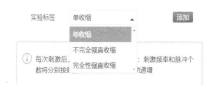

图2-27 实验操作步骤展示区添加实验标签

(2)实验波形工作区添加:在目标波形处单击鼠标右键,选择"实验标签"选项,单击"添加",在弹出的窗口界面输入相应的实验标签如"阈强度",点击确定完成添加(图2-28)。

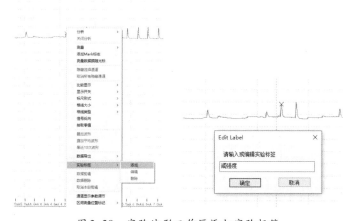

图2-28 实验波形工作区添加实验标签

（3）工具栏功能区添加：选择工具栏"开始"菜单，找到"添加标签"区域，在"标签分组"区选择相应实验项目，在"实验标签"区选择或输入相应实验内容，点击右侧"添加标签"按钮，将鼠标移动到目标波形处点击左键完成添加（图2-29）。

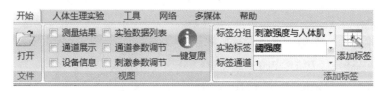

图2-29　工具栏功能区添加实验标签

3.数据保存

实验结束时，单击"停止"按钮或操作"快速启动"中的停止图标，系统会弹出对话框确认是否实验停止。确定实验停止后，系统将弹出保存数据文件目录窗口，可根据需求保存文件。默认文件名为"年_月_日_Non.tmen"，默认保存位置在软件安装目录下的"User Folder"文件夹。

4.反演数据

数据保存后，单击"开始"工具栏中的"打开"按钮或者在"实验数据列表"直接双击数据文件，即可进入数据反演界面。

5.数据处理

有两种数据测量方式。

（1）实验数据截取测量：选择一段分析的波形曲线，在下方"波形测量区"点击"截图"按钮，截取的波形自动进入波形测量区。根据右侧"数据测量结果表格"中的项目手动选择该段数据对应的位置进行测量，结果会自动填入表格，如图2-30所示。

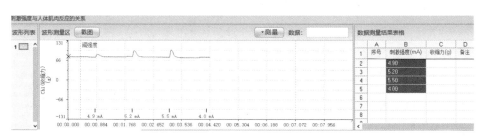

图2-30　波形测量区截图测量

（2）专用测量：区间测量、幅度测量、心功能分析测量等。

在主界面下方的"测量"视图停靠区选择对应的功能，或者右键鼠标，点击"测量"命令，选择测量方式，然后在波形工作区选择一段数据，软件自动完成数据测量计算并填入表格，如图2-31所示。

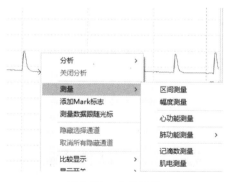

图 2-31　专用测量

6.实验报告的编辑打印

根据实验操作步骤完成全部实验后,单击"编辑报告"按钮,可完成相关实验的报告编写,如图 2-32 所示。

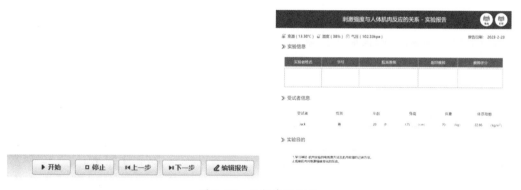

图 2-32　编辑实验报告

7.刺激器功能设置

本软件只提供电流刺激,且电流范围在 0.4~20mA。可在实验操作步骤展示区中选择相应的刺激参数,单击"启动刺激"即可完成(图 2-33)。或者可通过刺激器参数设置窗口进行详细的参数设置,包括刺激强度、刺激频率、脉冲个数等,然后点击"启动刺激"(图 2-34)。

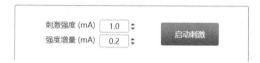

图 2-33　启动刺激方式一

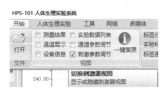
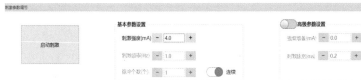

图 2-34　启动刺激方式二

第三节　小动物呼吸机

小动物呼吸机是用于大鼠、小鼠、家兔等 5kg 以内的小型实验动物麻醉、肌肉松弛或开胸后协助动物被动呼吸的仪器。

▶ 一、工作原理

呼吸机采用定容型通气模式，以气泵为动力，由驱动电路控制，有节律地输出气流，经吸气管进入动物肺内，使肺扩张以达到气体交换的目的。与人用呼吸机相似，可以给出不超过肺部压力的正常的潮气量。

▶ 二、使用方法

以 HX-101E 小动物呼吸机（图 2-35）为例介绍其使用方法。

（1）主机平置，将三通中的两个橡胶管分别接入潮气输出口和呼气口。

（2）将剩余一根橡胶管与动物气管插管连通，打开呼吸机电源。

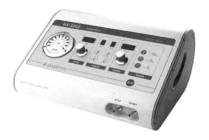

图 2-35　小动物呼吸机

（3）根据动物选择相应参数设置，按启动键开始控制呼吸。

表 2-1　常见小动物呼吸机参数设置

动物种类	体重(g)	潮气量(ml)	呼吸时比	呼吸频率(次/min)
小鼠	10	1~2	5:4	150~180
大鼠	200~250	6~8	5:4	60~80
家兔	2000~2500	35~45	5:4	30~35

▶ 二、注意事项

（1）当动物进行机控呼吸时，应注意观察潮气量是否适应，如不适应及时修正。

（2）潮气量多与呼吸频率、呼吸时比参数有一定关系。如果实验中需调整呼吸频率及呼吸时比,则需将潮气量输出值重新修正到所需大小。

第四节 换能器

换能器(transducer)是生理学实验中最常用的仪器之一。它能将机体生理活动所产生的非电能信号(如血压、呼吸流量、脉搏、生物电等)转换为电能信号,然后通过电子测量仪器进行测量、显示和记录。

▶ 一、换能器的工作原理

实验中使用的张力换能器和压力换能器属应变式换能器。这类换能器是根据导电材料在外力作用下发生变形时,其电阻会发生改变的"应变效应"原理制成的。

原理拓展

▶ 二、常用的换能器

1.压力换能器

压力换能器常用于测量动脉压、静脉压、颅内压和心内压等参数。当压力作用于换能器时,敏感元件的电阻值发生变化,引起电桥失衡,使换能器产生电信号。血压换能器用于测量高的压力($-50\sim360$mmHg),而呼吸换能器用于测量较低的压力($-10\sim50$cmH$_2$O)(图2-36)。

2.张力换能器

张力换能器常用于测量肌肉收缩力(图2-37)。测量原理与压力换能器相似,能将各种张力信号转换成电信号。应根据被测张力的大小选用合适量程的换能器。常用的有5g、10g、50g和100g等。

3.呼吸换能器

呼吸换能器用于测量呼气和吸气流速,能够将呼吸流速转化为电信号,通过传感器采集和记录呼吸过程中的流速变化。常见的有胸带式和插管式两种。

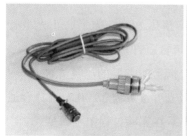
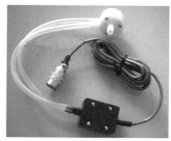

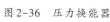
图2-36 压力换能器

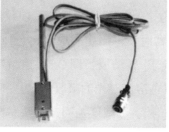
图2-37 张力换能器

▶ 二、换能器使用注意事项

（1）根据实验需要选择合适量程的换能器，切忌用手猛力牵拉和超量加载，以免损坏换能器。

（2）防止水进入换能器内部，避免电路短路。

（3）切忌强力振动换能器，以免损坏。

第五节　恒温器

在进行哺乳动物离体器官实验时，一般需要使用恒温器，为离体组织提供如在体时的恒温环境。恒温器的种类和样式很多，但基本结构和原理相同。其主要功能是保持实验微环境的温度稳定，多用水泵提供恒温水循环。恒温器主要由恒温槽、加热器、搅拌器、温度调节器和温度计等构成（图2-38）。

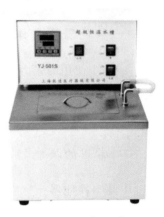

图2-38　恒温器

恒温器的操作比较简便，将足量的水加入到恒温槽内，将温度调节器调至所需温度，系统将水加热至设定温度并实现恒温水循环。

第六节　分光光度计

在生理学实验中，常需要测定一些物质的浓度或含量，如测定血浆中某种药物的浓度、血液二氧化碳分压等。常用分光光度计测定物质的浓度或含量。

分光光度计，又称光谱仪，是生理学实验常用的分析仪器。其工作原理是溶液中的物质在光的照射激发下产生对光的吸收效应。根据物质对光吸收的选择性，对物质进行定性或定量分析。分光光度计可分为紫外、可见光和红外分光光度计。以可见光分光光度计为例，介绍其使用方法和注意事项。

可见光分光光度计使用方法如下。

（1）预热仪器：为使测定稳定，将电源开关打开，使仪器预热20min，为了防止光电管疲劳，不要连续光照。预热仪器时在不测定时应将比色皿暗箱盖打开，使光路切断。

（2）选定波长：根据实验要求，转动波长调节器，使指针指示所需要的单色光波长。

（3）固定灵敏度挡：根据有色溶液对光的吸收情况，使吸光度读数为0.2~0.7，选择合适的灵敏度。一般测量固定在"1"挡。灵敏度挡固定于某一挡后在实验过程中不再变动。

（4）调节"0"点：打开比色皿暗箱盖（光路被切断，光电管不受光照），轻轻旋动调"0"电位器，使指针恰好指向"0"。

（5）调节透光度$T=100\%$：将盛蒸馏水（空白对照液）的比色皿放入第一格，不同浓度有色溶液放在其他格内，盖上比色皿暗箱盖，转动光量调节器，使指针恰好指向透光度$T=100\%$。

（6）测定：轻轻拉动比色皿座架拉杆，使有色溶液进入光路，此时指针所指即为该溶液的吸光度。读数后，打开比色皿暗箱盖。

（7）关机：实验完毕，切断电源，将比色皿取出洗净，并将比色皿座架及暗箱用软纸擦净。

注意事项：

（1）防止光电管疲劳：不测定时必须将比色皿暗箱盖打开，使光路切断，以延长光电管使用寿命。

（2）在测定一系列溶液的吸光度时，通常都按由稀到浓的顺序测定，以减小测量误差。

第七节　常用实验手术器械

生理学实验常用的器械如图2-39所示，基本上与临床外科手术器械相同，用途如下。

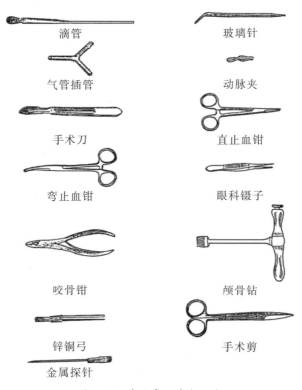

滴管

玻璃针

气管插管

动脉夹

手术刀

直止血钳

弯止血钳

眼科镊子

咬骨钳

颅骨钻

锌铜弓

手术剪

金属探针

图2-39　实验常用手术器械

（1）手术刀：用于切开皮肤和分离组织，由刀柄和刀片两部分构成。装刀方法是将刀片装置于刀柄前端的槽缝内。注意刀刃不要碰及其他坚硬物质，用毕单独存放，保持清洁干燥。常用的执刀方法有执弓式、握持式、执笔式和反挑式4种。

手术刀的执刀方法

①执弓式：常用的执刀方法。以手指按刀背后1/3处，用腕与手指力量切割。动作范围大而灵活，适用于切开腹部、颈部和股部的皮肤。

②握持式：用手腕力量。用于切口范围大，用力较大的操作，如截肢，切开较长的皮肤切口、筋膜、增生组织等。

③执笔式：如同执钢笔。动作涉及腕部，力量主要在手指，用力轻柔且操作精巧。适用于切割短小切口，分离血管、神经等。

④反挑式即刀刃将组织由内向外面挑开，以免损伤深部组织，如腹膜的切开。

（2）剪刀

①手术剪：可沿组织间隙分离和剪断组织，用于剪切皮肤、肌肉、筋膜和神经等软组织。分钝头、尖头、直头、弯头4种类型。钝头为组织剪，钝头端可插入组织间隙，分离、剪切无大血管的肌肉和结缔组织。尖头为线剪，用于剪线和辅料等。禁用手术剪剪骨头等坚硬组织。

②粗剪刀：用来剪粗硬或坚韧的组织，如毛发、皮肤、骨骼等。

③眼科剪：常用于剪神经、血管、包膜，如剪破血管、胆管、输尿管等以便插管。禁用眼科剪刀剪切皮肤、肌肉、骨组织。

持剪的方法是以拇指和无名指分别持剪刀柄的两环，中指放在无名指指环的外侧柄上，食指置于刀柄和刀口连接部上方。

手术剪的执剪方法

（3）止血钳：有大/小、有/无齿、直/弯形之分。根据不同操作部位选用不同类型的止血钳。止血钳持钳方法同持剪法。

①直头止血钳：无齿止血钳用于手术部位的浅部止血和组织分离。有齿止血钳主要用于强韧组织的止血、提拉切口处的皮肤等，不能用于皮下止血。

②弯头止血钳：用于手术深部组织或内脏止血，有齿止血钳不宜夹持血管、神经等脆弱组织。

③蚊式止血钳：头较细小，适用于分离小血管及神经周围的结缔组织，以及小血管的止血，不宜夹持大块或较硬的组织。

（4）镊子：主要用于夹捏或提起组织。有大/小、有/无齿之分。

①手术镊：用于较大或较厚的组织，如肌肉、皮肤及牵拉皮肤切口。

②眼科镊（虹膜镊）：用于夹持和分离细软组织，如筋膜、小血管等。

③有齿镊（组织镊）：用于夹持较坚硬的组织，如皮肤、筋膜、肌腱等。

④无齿镊(解剖镊):用于夹持黏膜、血管、神经等较脆弱的组织。执镊方法为用拇指对食指和中指(图2-40)。

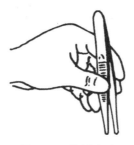

图 2-40　执镊方法

(5)持针器:专用于夹持缝针,外形类似止血钳,但持针器的头端较短,内口有槽。夹持缝针时,一般应夹在缝针的针尾1/3处,缝线应重叠1/3,以便操作。持针器持法同止血钳。

(6)注射器及针头:常使用容量1~20ml的塑料注射器。需根据注射溶液量的多少选用合适容量的注射器。注射器针头的斜面与注射器容量刻度标尺保持在同一平面。注射器抽取药液开始注射前应将筒内的气泡排净。握持注射器的方法有平握法和执笔法2种(图2-41)。

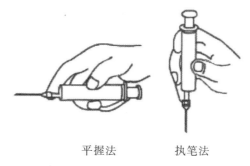

平握法　　　　执笔法

图 2-41　注射器握持方法

(7)金属探针:简称蛙针,专用于破坏蛙类脑和脊髓。

(8)锌铜弓:常用来检验坐骨神经–腓肠肌标本兴奋性的功能。由金属锌和铜铆接而成,锌的电极电位为-0.76V,铜为+0.34V,锌铜弓与湿润的神经组织接触时,形成电流回路,电流按锌—神经—铜的方向流动,形成刺激。因此可用来刺激神经和肌肉,使神经或肌肉兴奋。仅在锌铜弓与神经或肌肉接触瞬间可引起神经或肌肉兴奋。持续接触不能使组织兴奋。

锌铜弓原理
拓展

(9)玻璃分针:用于分离神经、血管等组织,尖端圆滑故对组织不易产生损伤。

(10)斯氏蛙心插管:由玻璃制成。尖端经左主动脉干插入蛙类的心室,突出的小钩用于固定离体心脏。插管内充灌任氏液。

(11)蛙心夹:一端在心室舒张时夹住蛙心尖部,另一端借棉线连接张力换能器,以描记心脏活动。

（12）血管插管：动脉插管一端在急性动物实验时插入动脉，另一端接压力换能器，以记录血压或通过动脉放血。静脉插管插入静脉后固定，以便于记录静脉压，或连接注射器在实验中输液。

（13）动脉夹：用于暂时阻断动脉血流，亦可在家兔耳缘静脉注射时固定针头。

（14）气管插管：呈"Y"形，一端插入气管，另一端接呼吸换能器，可记录呼吸运动的变化。

（15）膀胱插管：由玻璃管和橡胶管连接而成，用于引流膀胱内的尿液和测定尿量。

（16）咬骨钳：用于咬开骨质，常用于颅脑或骨科手术。

（17）缝针：用于缝合各种组织。缝针有圆针、三棱针两种，有直、弯两型，且大小不一。圆针用于缝合软组织，三棱针用于穿皮固定缝合，弯针用于缝合深部组织。

（18）三通开关：用于静脉给药、描记动脉血压和换液等。可根据实验需要改变三通开关的位置，从而改变液体流动的方向。

（19）麦氏浴槽：用玻璃制成的双层套管。内管放置标本和灌流液，内外壁间通过恒温水循环以保持内管中标本的恒温。常用于离体组织器官的灌流实验。

（20）神经标本屏蔽盒：由金属屏蔽盒、电极固定槽和电极组成。金属屏蔽盒有静电屏蔽作用，能屏蔽高频信号的干扰。电极固定槽用于固定电极的位置和调节电极间距离。电极由刺激电极、引导电极和接地电极组成。

神经标本屏蔽盒

（21）手术台

①蛙手术台（蛙板）：一般为 $20cm \times 15cm$ 的平整木板，用来固定蛙体及标本制备。有的蛙板上开有一圆孔，将蛙的肠系膜覆盖在圆孔上，通过显微镜可观察微循环。

②家兔手术台：头部固定装置可稳固兔的头部，固定扣用于捆绑动物的四肢。手术台底部有可控的直流加热，可防止动物的体温降低。

常用手术台

思考题

1.简述 MedLab 生物信号采集处理系统曲线编辑和打印的方法。

2.简述 BL-420N 生物信号采集处理系统添加标签和曲线编辑的方法。

3.什么是换能器？简述压力换能器适用范围和注意事项。

4.哺乳类动物常用手术器械有哪些？

课后自测

知识拓展

第三章　实验动物基本知识及基本操作技术

实验动物是指经人工培育或人工改造,对其携带的微生物实行控制,遗传背景明确或者来源清楚的,用于科学研究、教学、生产等的实验对象。实验动物是现代生命科学研究的重要组成部分,因此,实验者应充分了解实验动物的生物学特性,根据研究目的选用不同的实验动物。

第一节　实验动物基本知识

▶ 一、常用实验动物及特性

1.蟾蜍与蛙(toad and frog)

它们属于两栖纲、变温动物。蟾蜍的一些基本生命活动与恒温动物相似,而且离体组织和器官无需人工供氧和恒温环境,易于控制和掌握,因此被广泛用于生理、药理学实验研究。蟾蜍坐骨神经-腓肠肌、心脏、肠系膜等标本常被用于神经、肌肉、心脏、微循环等功能的实验研究。雄性蟾蜍前肢大趾外侧有一黑色突起(婚垫),捏其背部时会叫,雌性无上述特点。

2.小鼠(mouse)

小鼠属哺乳纲、啮齿目、鼠科。小鼠体型较小,繁殖力强,性情温顺,易于捕捉,操作方便。小鼠实验研究资料丰富,参考对比性强;其实验结果的科学性、可靠性和重复性高,对多种疾病具有易感性,是科研实验中应用较多、较广的实验动物。因此可用于生理学、药理学、肿瘤学、遗传学、免疫学以及临床疾病的实验研究。雄性小鼠外生殖器与肛门之间的距离长;雌性者外生殖器与肛门之间的距离短。

3.大鼠(rat)

大鼠为哺乳纲,啮齿目,鼠科。大鼠体型大于小鼠,具有小鼠的优点,因此也广泛应用于大型的医学实验中。但应激状态下大鼠表现凶暴、易咬人。大鼠心血管系统非常适合离体心脏实验的研究；大鼠大脑各部的生理功能立体定位相当成熟和标准化，是研究中枢神经系统的极好材料；整体可用于胃酸分泌、胃排空、垂体和肾上腺的研究。大鼠还用于生殖生理学、胚胎学、营养学、药理学、毒理学、肿瘤学以及遗传学的实验研究。

4.家兔（rabbit）

家兔为哺乳纲，啮齿目，兔科。家兔品种很多，常用的有新西兰白兔和大耳白兔等。家兔性情温顺，灌胃、取血方便。由于兔耳缘静脉浅表，易暴露，是静脉给药的最佳部位，是生理学实验中常用的大动物。兔的减压神经与迷走神经、交感神经分开而单独成为一束，常用于心血管反射活动、呼吸运动调节、泌尿功能调节的研究。兔的消化道运动活跃、典型，可用于消化道运动及平滑肌特性研究。兔的大脑皮层运动区机能定位已具有一定的雏形，因此兔也常用于大脑皮层功能定位和去大脑僵直、神经放电活动等实验。此外，家兔还用于免疫学、药理学、毒理学、生殖生理学、眼科学及临床疾病的研究。

5.豚鼠（guinea pig）

豚鼠哺乳纲、啮齿目、豚鼠科，又称荷兰猪。豚鼠耳蜗管发达，听觉灵敏，在生理学中用于耳蜗微音器电位的实验，也用于临床听力的实验研究。其心室乳头肌和心房肌常用于心肌细胞电生理特点及动作电位的实验，豚鼠体内不能合成维生素C，可用于研究维生素C相关实验研究。此外，豚鼠还用于离体心脏及小肠、子宫平滑肌、传染病和变态反应等实验研究。

6.犬（dog）

犬为哺乳纲，肉食目，犬科。狗的听觉、嗅觉灵敏，反应敏捷，对外界环境适应能力强，易饲养可调教。狗具有发达的血液循环与神经系统，内脏构造及其比例与人类相似，手术耐受力较强，适合开展实验外科相关的研究。因其训练后能很好地配合实验研究的需要，是开展慢性实验理想的实验动物。犬在生理学中常用于心血管系统、脊髓传导、消化系统功能、条件反射、大脑皮层功能定位和内分泌腺摘除等实验研究。

▶ 二、实验动物的分类

（一）按遗传学特征分类

1.近交系（inbred strain）动物

近交系动物即纯系动物，是指经连续20代以上的完全同胞兄妹交配（或者亲子交配）培育而成。品系内所有个体的生物学特性一致，实验重复性好。常见的动物有C57BL/6J小鼠、BALB/c小鼠等。

2.远交系（outbred strain）动物

远交系动物即封闭群动物，在不从外部引入新个体的条件下，以非近亲交配方式进行繁殖,连续繁殖4代以上的种群。远交系动物既保持种群一定的遗传特性,同时又具有一定的杂合性。此类动物有较高的生育力和较强的抗病力。常见的动物如昆明(KM)小鼠、Wistar大鼠、SD大鼠、日本大耳白兔等。

3.杂交群(hybrid colony)动物

两个不同近交系所生的第一代动物称为杂交一代动物或F1动物。此类动物既有近交系动物的特点,又具有杂交优势。具有繁殖率高、抗病能力强、遗传相似、表型一致性等特点。

4.突变系(mutant strain)动物

通过基因突变获得某些特殊性状表型,且该表型能稳定遗传下去的动物。在医学研究中作为模型动物被广泛使用。常见的有无胸腺裸鼠、糖尿病鼠和高血压鼠等。

(二)按微生物控制程度分级

(1)一级:普通动物(conventional animal,CV)

微生物学控制上要求最低的动物,指不携带所规定的人畜共患病病原体和动物烈性传染病病原体的实验动物。这类动物常用于一般性实验教学,不宜用于科学研究。

(2)二级:清洁动物(clean animal,CL)

除不带有普通级动物应排除的病原体外,还不应携带对动物危害大和对实验干扰大的病原体的实验动物。这类动物常用于一般的科学研究,其敏感性和重复性较好,应用广泛。

(3)三级:无特殊病原体动物(specific pathogen free animal,SPF)

除不带有清洁动物应排除的病原体外,还应排除有潜在感染或条件致病的病原体的实验动物。SPF动物已成为国际公认的标准级别的实验动物。

(4)四级:无菌动物(germ-free animal,GF)和悉生动物(gnotobiotic animal,GN)

体内不带有任何可检出的微生物和寄生虫的动物。此类动物只能通过人工培育获得。悉生动物是指机体内带着已知微生物的无菌动物。无菌动物和悉生动物都必须饲养于隔离环境,是微生物控制程度最高级别的实验动物。

▶ 三、实验动物的福利和保护

(一)实验动物福利

实验动物是弱势群体,因此人类进行动物实验时应顾及实验动物的福利问题。实验动物福利是指人类保障实验动物健康和快乐生存的权利,以及其所提供的外部条件的总和。国际上普遍认可的实验动物福利为"五大自由",即生理福利、环境福利、卫生福利、行为福利和心理福利。所有的实验应在此福利上实施。

(1)免于饥渴的自由:保障有新鲜的饮水和食物,以维持健康和活力。

（2）免于不适的自由：提供舒适的栖息环境。

（3）免于痛苦、伤害和疾病的自由：享有预防和快速的诊治。

（4）表达主要天性的自由：提供足够的空间、适当的设施和同类的社交伙伴。

（5）免于恐惧和焦虑的自由：保障良好的条件和处置，不造成动物的精神压抑和痛苦。

实验动物福利并不意味着绝对地保护实验动物不受到任何伤害，而是在兼顾科学研究基础上最大限度地满足实验动物维持生命、健康和提高舒适程度的需要，在进行与实验动物相关的活动时，尽可能地减少给其带来的伤害。

（二）实验动物福利的3R基本原则

在进行动物实验时，要从人道主义原则、道德规范等方面考虑对动物的保护，大力倡导3R原则，科学、合理、人道地解决实验动物的伦理问题。

（1）replacement（替代）：采用其他手段代替实验动物，包括用无生命的取代动物的绝对取代、用低等级动物取代高等级动物的相对取代。

（2）reduction（减少）：减少实验动物的使用数量或使用一定数量的动物获得多组数据的科学方法。

（3）refinement（优化）：在必须使用动物时，通过改进条件、善待动物、提高动物福利，尽量减少非人道程序的影响范围和程度，避免或减轻给动物造成的与实验目的无关的疼痛和紧张不安。

（三）生理学实验中的动物保护措施

（1）提供符合国家标准的实验动物设施，精选实验动物、技术路线和实验手段，优化实验操作技术。

（2）抓取动物时，应方法得当，动作温和，不得戏弄或虐待实验动物。

（3）动物手术前合理选择麻醉药物和麻醉途径，掌握好麻醉深度。实验结束后及时实施适合的安乐死，并妥善处理动物尸体。

（4）在不影响实验结果判定时，应尽早选择"仁慈终点"，避免延长动物承受痛苦的时间。

第二节　实验动物的捉拿固定及编号

▶ 一、实验动物的捉拿和固定方法

（一）蟾蜍

（1）捉拿：捕捉时可持其后肢。用左手手心固定其背部，右手将后肢拉直，用左手无名指和小指夹住,前肢和头部用左手拇指和食指压住。毁蟾蜍脑脊髓时,右手持探针刺入颅腔(图3-1)。捉拿蟾蜍时,注意勿挤压两侧耳部突起的耳后腺,以免毒液射入眼。

(2)固定:用图钉或大头针将四肢伸展,按实验所需体位钉于蛙板上。

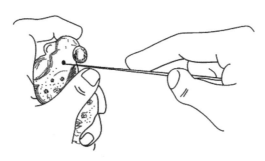

图3-1 蟾蜍捉拿方法

(二)家兔

(1)捉拿:捕捉时以右手抓住家兔颈背部皮肤并将其提起,迅速以左手托住其臀部,使其重量落在左手上。避免家兔后腿悬空,以防其挣扎反抗脚爪抓伤实验者(图3-2)。此外,避免抓家兔的双耳、腰部或四肢,以免造成动物耳、颈椎或双侧肾脏的损害。

家兔的捉拿
视频

(2)固定:家兔常用仰卧位固定,可用绑带直接套住家兔四肢关节,保持后肢伸展,用粗棉绳套住兔门齿并固定于兔台下方(图3-3)。如使用金属兔台,缚绳打结套在四肢的关节上,将绑前肢的绳子在家兔的背部穿过,并压住其对侧前肢,交叉到对侧的固定钩上打结固定,其余操作同前。

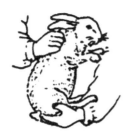
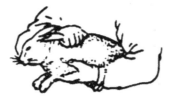

图3-2 家兔的捉拿方法　　　　　　图3-3 家兔台式固定方法

(三)小鼠

(1)捉拿:捕捉时可持其尾部。以右手提起鼠尾,放在粗糙台面或鼠笼上让其爬行,轻轻向后拉鼠尾。在其保持拉直的状态下,迅速用左手拇指、食指抓住其两耳和头颈部皮肤,翻转左手,小鼠腹部向上。然后以左手无名指及小指固定其躯干下部及尾部,右手可进行腹腔穿刺等实验操作(图3-4)。

小鼠的捉拿
视频

（2）固定：手术前应先麻醉，用绳缚四肢，棉线固定门齿，一般多采用仰卧位固定。需尾静脉注射时，可将其固定在固定盒里，将鼠尾留在外面供实验操作。

（四）大鼠

（1）捉拿：方法基本同小鼠。为避免大鼠被激怒时咬人，抓取前最好戴上防护手套（图3-5）。

（2）固定：方法同小鼠。

（五）豚鼠

（1）因豚鼠胆小易惊，抓取时要快、稳、准。先用右手掌轻轻地扣住豚鼠背部，再抓住其肩胛上方，以拇指和食指环握颈部，左手托住臀部及后肢（图3-6）。

（2）固定方式同小鼠。

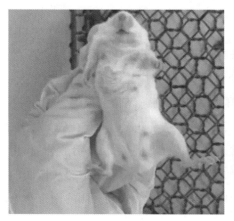 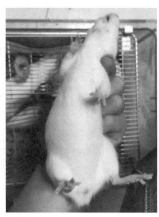 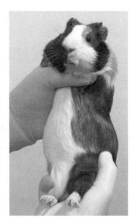

图3-4　小鼠的捉拿方法　　　图3-5　大鼠的捉拿方法　　图3-6　豚鼠的捉拿方法

▶ **二、实验动物的编号**

为了分组和辨别，常需要给实验动物编号。动物实验中，常用的编号方法有染色法、剪趾法、挂牌法等。

（一）染色法

染色法是用化学药品涂染动物体表不同部位的皮毛，以染色部位、颜色来区分动物的方法。适用于大、小鼠及豚鼠的编号。常用染色剂有3%~5%苦味酸（黄色）、0.5%中性红或品红（红色）、2%硝酸银（咖啡色，涂后需光照10min）、煤焦油乙醇溶液（黑色）等。

编号原则是先左后右，从上到下；其顺序为左前腿1号，左腹部2号，左后腿3号，头部4号，腰部5号，尾根部6号，右前腿7号，右腹部8号，右后腿9号，10号空白（图3-7）。若实验动物数目较多，可用两种颜色配合使用，一种颜色代表个位数，另一种代表十位数，实现1~100的编号。

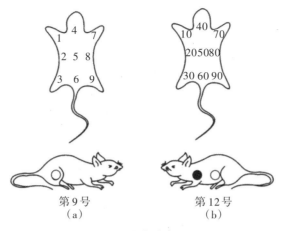

图 3-7　小白鼠染色法编号

（二）剪趾法

剪趾法是将动物前后肢足趾按不同排列方式代表不同数字而进行标记的方法。此法适用于各种毛色小鼠的编号。剪趾后应用干棉球止血，再用碘酒消毒即可。

（三）挂牌法

挂牌法是将金属号码牌挂在动物身上或笼门上以示区别，常用于较大动物如家兔、猫、猴、犬等。

第三节　实验动物的麻醉

动物麻醉是用物理或化学的方法，消除和减轻实验操作给实验动物带来的疼痛和不适感。这既可保证实验动物安全，又确保实验顺利进行。常用麻醉的方法有全身麻醉、局部麻醉等。

麻醉药分为局部麻醉药与全身麻醉药两大类。前者常用于浅表或局部麻醉（如 1% 普鲁卡因局部浸润麻醉、0.1% 丁卡因黏膜喷洒麻醉等），后者又分为挥发性与非挥发性麻醉药两类。挥发性麻醉药（如乙醚、异氟烷等）作用时间短，麻醉深度易掌握，麻醉后动物苏醒快，但麻醉过程中要随时观察动物的反应，防止麻醉过量或过早复苏。非挥发性麻醉药（如氨基甲酸乙酯、巴比妥类和氯醛糖等）作用时间较长，且不需专人照管，但苏醒慢，麻醉深度不易掌握。

一、全身麻醉

麻醉药经呼吸道吸入、静脉或肌内注射进入体内，引发中枢神经系统的暂时抑制。麻醉动物表现为神志丧失、全身不感疼痛、呼吸变慢、肌肉松弛和反射抑制（角膜反射迟钝)等。全身麻醉法可分为吸入麻醉和注射麻醉两种。

(一)吸入麻醉

吸入麻醉的优点是起效快、作用时间短,易于控制麻醉深度。常使用挥发性麻醉药。常用的吸入麻醉方法是将动物罩在特制的玻璃罩(或麻醉瓶)中,将浸有乙醚的脱脂棉花放入罩内。实验过程中,应注意动物的反应,适时追加乙醚吸入量,维持其麻醉深度和时间。

(二)注射麻醉

注射麻醉可采用腹腔、静脉、肌内注射给药。常使用非挥发性麻醉药。一般情况下,腹腔给药时麻醉用药剂量大、起效时间慢、持续时间长,但麻醉深度不易控制,适用于大鼠、小鼠和豚鼠;静脉麻醉起效快、麻醉深度易控制,适用于犬、兔。

▶ 二、局部麻醉法

局部麻醉指在动物意识清醒的条件下局部用药,可逆性地阻断感觉神经冲动传导,引起用药局部感觉消失的方法。局部麻醉药一般在用药后几分钟内起效,药效维持 1h 左右,对重要器官的功能影响较小,是一种比较安全的麻醉方法。一般用于大中型动物短时间的实验,也可配合全身麻醉,实现浅麻醉状态下手术操作。局部麻醉法有表面麻醉、浸润麻醉、传导麻醉和脊髓麻醉等。

表 3-1　常用麻醉药物的剂量及用法

药物	动物	给药途径	剂量(mg/kg)	作用时间及特点
乙醚	各种动物	吸入	视情况而定	最常用,维持时间短
戊巴比妥钠 (1%~3%)	犬、兔、猫	静脉、腹腔	30~35	起效快,麻醉力强,维持 2~4h, 易抑制呼吸
	大、小鼠、豚鼠	腹腔	40~50	
氨基甲酸乙酯/乌拉坦(20%~25%)	犬、兔、猫	静脉、腹腔	750~1000	维持 2~4h,适合小动物麻醉
	大鼠、小鼠	腹腔	1000~1500	
硫喷妥钠 (5%)	犬、兔、猫	静脉	15~20	维持 15~30min,麻醉力强,易 抑制呼吸,需缓慢注射
	大鼠	腹腔	30~50	
	小鼠	腹腔	15~20	
水合氯醛(10%)	大鼠	腹腔	300	起效快,维持 3~5h
氨基甲酸乙酯 (20%)+氯醛糖(1%)	兔、猫	静脉	500+50	维持 5~6h,安全
	大鼠	腹腔	500+50	
普鲁卡因(1%~2%)	各种动物	神经干阻滞	视情况而定	维持 30min

▶ 三、麻醉效果及注意事项

常通过观察动物呼吸、反射活动(如角膜反射)、肌肉张力和皮肤夹捏反应等活动来判断麻醉深度。理想的麻醉状态是呼吸平稳,动物肢体软弱无力,角膜反射减弱或消失,瞳孔缩小,皮肤夹捏无疼痛反应。

静脉麻醉应遵循先快后慢的原则,先一次推入总量的2/3,余下1/3缓慢推入。如需补充麻醉药,一次注射剂量不宜超过总量的1/5。麻醉期间因动物体温调节机能受到抑制,体温下降,应注意保温,尽早使用手术台加热装置。

第四节　实验动物的给药方法

▶ 一、灌胃给药法

(1)鼠类:左手仰持鼠,使其头颈部充分伸直,右手持注射器经口角将灌胃针插入口腔。灌胃针轻压鼠上腭部,使针管和食管成一直线,再将灌胃针沿上腭缓缓插入食管3cm,如稍感有阻力且动物无呼吸异常,可将药注入(图3-8)。小鼠灌注量为0.1~0.3ml/10g体重。大鼠灌注量为1~2ml/100g体重。

鼠类灌胃视频

(2)家兔、犬:灌胃前先禁食。将动物固定后,将开口器横置于动物上下门齿之间,把舌压在开口器下面,将胃管(8号导尿管)自开口器中央的小孔插入,慢慢沿上腭壁插入15~18cm。插管完毕,将胃管的外口端放入水杯中。如无气泡逸出,则可将药推入。如有气泡从胃管逸出,说明胃管在气管内,应拔出重插(图3-9)。灌胃量每次80~150ml/只。

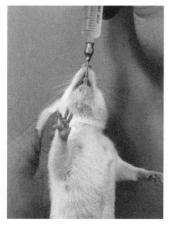

图3-8　鼠类灌胃法

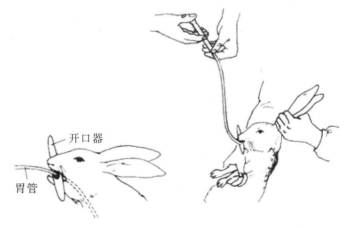

开口器

胃管

图3-9　家兔灌胃法

（3）灌胃给药注意事项

①胃管插入深度大致是从口腔至最后一根肋骨后缘。成年动物插管深度一般是：小鼠3cm、大鼠5cm、家兔15cm、犬20cm。

②操作宜轻柔，以防损伤食管及膈肌。如遇阻力应抽出胃管重新插入。

③插胃管时，为防止插入气管，应先回抽注射器针芯，若无空气抽回可注药。若将药液误注入气管，动物会立即死亡。

▶ 二、注射给药法

（一）皮下注射法

一般选取皮下组织疏松的部位。鼠类可在颈后肩胛间、腹部两侧注射；家兔可在背部或耳根部注射；猫、犬在大腿外侧注射。左手捏起动物皮肤，右手持针水平刺入皮下，如易摇动则表明针尖在皮下，回抽无血后可将药液注入（图3-10）。推送药液时注射部位隆起。拔针时，左手捏住针刺部位片刻，以防药液外漏。

小鼠皮下注射视频

（二）腹腔注射法

鼠类动物常采用腹腔注射。左手固定动物，使鼠腹部朝上，鼠头略朝下。右手持注射器在腹白线偏左或偏右的下腹部。注射针与皮肤面呈45°角刺入腹腔（落空感），回抽无血或肠液、尿液后表示已进入腹腔即可注射（图3-11）。应注意切勿使针头向上注射，以防针头刺伤内脏。家兔和犬在离腹白线两侧约1cm处进针。

小鼠腹腔注射视频

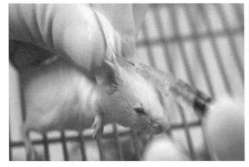

图3-10 小鼠皮下注射法

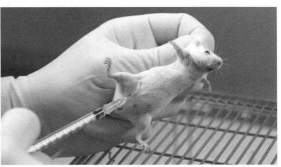

图3-11 小鼠腹腔注射法

（三）肌内注射法

通常选择动物的股部或臀部肌肉。注射器针头与肌肉组织接触面呈60°角刺入，回抽针芯无回血后注入药液（小动物可免回抽针芯）。注射完毕后用手轻轻按摩注射部位，促进药液吸收。当注射不溶于水而溶于油或其

小鼠肌肉注射视频

他剂型中的药物时常采用肌内注射(图3-12)。

(四)静脉注射法

(1)小鼠和大鼠:多采用尾静脉注射。注射时,将动物固定于固定器内,尾巴露在外面,用45℃的温水浸泡或75%乙醇擦拭尾部,以拇指与食指捏住尾部两侧,使尾静脉充盈明显。左手夹持尾尖,右手持针,针头与尾部近平行刺入。推动药液无阻力,说明针头在血管内,可注药。如遇到阻力较大,局部皮下发白且有隆起,说明针头不在静脉内,须拔出针头重新穿刺。注射完毕后,拔出针头,轻按注射部位止血。一般选择尾两侧的静脉,宜从尾尖端开始,渐向尾根部移动,以备反复应用,一次注射量为0.05~0.1ml/10g(图3-13)。

小鼠尾静脉
注射视频

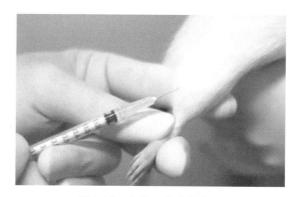

图3-12　小鼠肌内注射法

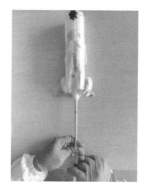

图3-13　小鼠尾静脉注射法

(2)家兔:一般采用耳缘静脉注射。兔耳缘静脉沿耳背后缘走行(图3-14)。拔去静脉上的兔毛,并用酒精棉球涂擦,用手指弹动或压迫阻断耳根部的血管,使血管怒张。用左手食指和中指夹住耳缘部分拇指绷紧静脉的远端,以左手无名指和小指放在耳下作垫,右手持注射器从静脉远端,顺血管方向平行、向心端刺入,放松对静脉耳根部的压迫,推入药液。若推注阻力不大,可将药物徐徐注入,注射完毕后,以棉球压迫针眼,止血。若注射阻力较大或出现局部肿胀,说明针头没有刺入静脉,应立即拔出。若实验过程中需反复静脉给药,也可使用留置针。

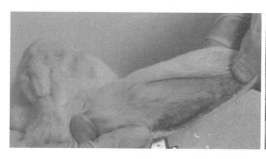

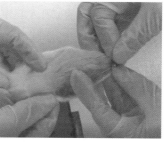

图3-14　家兔耳缘静脉注射法

家兔注射静
脉视频

第五节　实验动物的常用取血方法

▶ **一、大鼠、小鼠**

（1）剪尾尖取血法：动物麻醉后，将鼠尾置于50℃温水浸泡，血管充血后，剪去尾尖数毫米，自尾根部向尾尖按摩，血液会自行流出。采血后棉球压迫止血。该法取血较少，小鼠每次可采血约0.1ml。

（2）眼眶后静脉丛（窦）取血法：提前用1%肝素溶液浸泡毛细血管后干燥备用。左手抓住鼠头颈部皮肤，并轻轻向下压迫颈部两侧，阻断静脉回流，眼球外突。右手持毛细管由内眦部插入，使毛细管与眶壁平行地向眼底方向旋转刺入3~5mm深，即达静脉丛（窦），血液自行顺毛细管流出。取血后用纱布轻压眼部止血。同一动物可反复交替穿刺双眼，多次取血。

（3）摘眼球取血法：此法常用于鼠类大量取血。左手将鼠头部皮肤捏紧，使眼球突出。用眼科弯镊在眼球根部将眼球摘去，并立即将鼠头朝下，此时眼眶内有血流流出。

（4）大血管（颈静脉、颈动脉或股静脉、股动脉）取血法：动物麻醉后仰卧位固定，分离暴露括号里任一血管，穿一线结扎血管。静脉采血时，提起结扎线，待血液充盈血管，注射器向远心端穿刺血管采血。动脉采血，注射器向近心端穿刺血管采血。

▶ **二、家兔**

（1）耳缘静脉取血法：用手轻揉耳缘，待耳缘静脉充血后，在靠耳尖部的静脉处，用针头刺破血管，血液即可流出，取血后压迫止血。一次可采血5~10ml。此法也适用于豚鼠。

（2）耳中央动脉取血法：兔置于固定箱内，用手轻揉或用加热的方法使兔耳充血，兔耳中央有一条较粗、颜色较鲜红的中央动脉。左手固定兔耳，右手持注射器在中央动脉末端，使针头与动脉平行方向穿刺入动脉，血液即可进入注射器。取血后应压迫止血。

（3）心脏取血法：仰卧固定，左手触摸动物左侧第3~4肋间，在心跳最明显处穿刺进针。进针角度与胸部垂直，刺入心室后，血液一般可自动流入注射器内。

（4）颈/股动脉取血：以动脉搏动为标志，确定取血部位。结扎动脉远心端，用动脉夹夹住动脉近心端，再用连有7号针头的注射器，向心方向刺入血管，放开动脉夹，即可见动脉血流入注射器。动脉采血时要注意止血，可用纱布或动脉夹止血。

（5）颈/股静脉取血：结扎静脉近心端，待血液充盈静脉，提起结扎线，注射器针头向远心方向刺入血管，缓缓地抽取血液。

三、豚鼠

（1）耳缘剪口取血法：用酒精反复擦拭耳缘使血管充分充盈，再用刀片割破耳缘血管，血液会从血管中流出，此法可采血0.5ml左右。

（2）背中静脉取血法：固定豚鼠，使其后肢膝关节伸直，脚背消毒后找出足静脉。左手拉住趾端，右手将注射器刺入静脉取血。

（3）豚鼠也可采用股动、静脉和心脏取血，方法类似家兔。

第六节　实验动物的处死方法

实验结束后，应遵循动物安乐死的原则，使动物迅速死亡。处死方法由实验目的、动物种类和标本采集部位等而定。

（1）破坏脑脊髓法：适用于蟾蜍/蛙类动物。左手执蟾蜍，右手持探针由头前端沿正中线向后端刺触，触及凹陷处后垂直刺入枕骨大孔。蛙针尖端朝向头部刺入颅腔，捣毁脑组织。再将蛙针退回枕骨大孔，转向脊柱方向刺入椎管，反复插提破坏脊髓。

（2）颈椎脱臼法：为大、小鼠最常用的处死方法。左手拇指与食指用力向下按住鼠颈，同时右手抓住鼠尾朝后上方用力拉，直至颈椎脱臼死亡（图3-15）。

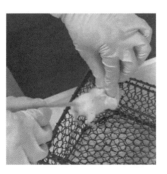

小鼠颈椎脱臼视频

图3-15　小鼠颈椎脱臼法

（3）断头法：用剪刀在动物颈部将头剪掉。适用于鼠类等较小的动物。

（4）空气栓塞法：处死家兔、猫和犬等常用此法。向动物静脉内注入一定量空气，使之发生空气栓塞而致死。一般家兔、猫可注入空气20~50ml，犬注射90~160ml。

（5）大失血处死法：一次性从心脏抽取大量血液或自大动脉（颈动脉或股动脉）快速放血使动物迅速死亡。

（6）药物致死法：皮下注射士的宁、静脉注射10%KCl、4%甲醛、吸入乙醚、三氯甲烷、大量CO_2、氯仿等均可致死。

第七节　实验动物常用手术操作

动物手术质量直接关系到实验结果的可靠性和实验的成败。实验者应重视动物手术环节并熟练掌握实验动物的基本手术方法和技术。

▶ 一、基本手术操作

1.备皮、皮肤切开和止血

哺乳动物进行实验时,在做皮肤切口之前,应先选定切口的部位及剃去周围的毛发。切口的大小,既要使所需组织充分暴露便于实验操作,又不宜过分暴露使伤害增大。实验者可用止血钳提起皮肤,用手术刀或手术剪切一小口,从切口处用止血钳分离皮肤和皮下组织,再用钝头手术剪剪开所需长度的皮肤。

手术过程中,如切口部位适当,操作正确,一般不会有较多出血。若出血较多,必须及时止血,否则会造成手术野血肉模糊,视线不清,妨碍手术操作。微血管渗血,用温热盐水纱布压迫止血,不可揩擦组织,以防组织损伤和血凝块脱落。较大血管出血,需先用止血钳将出血点及其周围的少许组织一并夹住,再用丝线结扎。

2.组织分离

根据实验需要,从浅部向深部逐一分离组织。结缔组织用止血钳或玻璃分针做钝性分离。分离肌肉,应该用止血钳在整块肌肉与其他组织之间,顺着肌纤维方向操作,将肌肉一块块地钝性分离,不可在肌纤维间任意穿插。若必须将肌肉切断,应先用两把止血钳夹住肌肉或用丝线结扎,然后在两止血钳或扎线间切断。

神经和血管都是比较娇嫩的组织,因此在分离过程中要耐心、细心、动作轻柔,切不可用带齿的镊子进行分离,也不可用止血钳或镊子夹持,以免破坏其结构和损伤其机能。分离神经和血管最好用玻璃针,必要时可用蚊式止血钳或眼科镊子,按神经和血管的走行方向将其从周围的结缔组织中分离出来,并保持其局部的自然解剖位置,切勿与周围相邻组织混淆。已分离的神经或血管,需穿一根或两根浸过生理盐水的缚线,以备刺激时提起或结扎用,分离出的肌肉、神经或血管,在实验中要随时用生理盐水润湿,以防干燥。

▶ 二、颈部手术

1.颈部切开术

家兔麻醉后仰卧位固定于兔台上,左手绷紧皮肤,用粗剪刀或者剃毛器紧贴皮肤,将手术部位及其周围的被毛剪去或剔除(不可用手提起被毛,以免剪破皮肤)。绷紧颈部皮肤,沿颈部正中线剪开,自甲状软骨下缘,沿正中做一长 5~7cm 的皮肤切口,下至胸骨上缘。

2.颈部气管插管术

止血钳钝性分离皮下组织,暴露颈前肌肉。气管位于颈部正中,全部被胸骨舌骨肌和胸骨甲状肌覆盖,用止血钳钝性分离肌肉,即可看到气管,将气管与背侧结缔组织和食管分离,并在其下穿一根粗棉线备用。提起结扎线,用手术剪在甲状软骨下缘 1~2cm 处的气管两软骨环之间横向切开气管前壁(横切口不能超过气管口径的 1/2),再用剪刀向气管的头端做一 0.5cm 的纵向切口,切口呈"⊥"形。如气管内有血液或分泌物,应先用棉签擦净,将"Y"形插管由切口处向胸腔方向插入气管腔内,用备好的线结扎插管。结扎线绕插管分叉处再次打结固定,以免插管脱出。

3.颈部迷走神经、交感神经和减压神经(主动脉神经)的分离

以气管为参照物,在气管一侧用拇指和食指将皮肤和肌肉提起外翻,同时用另外三指在皮肤外向上顶,便可见与气管平行的颈总动脉鞘。鞘内包含颈总动脉、迷走神经、减压神经和交感神经。家兔主动脉神经单独为一支,称减压神经。透过颈总动脉鞘膜辨认三根神经,最粗白色者为迷走神经,较细呈灰白色者为交感神经,最细者为减压神经,位于迷走神经和交感神经之间,但位置常有变异。

用玻璃分针划开鞘膜,按先细后粗的顺序逐一将神经分离出 2~3cm,穿线备用。最好用玻璃分针分离神经,动作轻柔,减少神经损伤。丝线须提前用生理盐水浸润,分离完毕,及时用生理盐水润湿神经。

4.颈部膈神经的分离

暴露气管,用止血钳在颈外静脉和胸骨乳突肌之间向深处分离。分离到气管边缘近脊柱处,可见到较粗的臂丛神经从后外方行走,在臂丛的内侧有一条较细的神经即为膈神经。该神经大约在颈下 1/5 处横跨臂丛并与臂丛交叉,向内侧、后向行走。用玻璃分针将膈神经分离出 1~2cm,穿一丝线备用。

5.颈总动脉的分离与插管

暴露气管,在气管一侧颈总动脉鞘内可清晰地看见颈总动脉(触之有搏动感)。在距离甲状腺下方较远的部位,用玻璃分针分离颈总动脉与神经之间的结缔组织,分离出 3~4cm 长的颈总动脉,在其下方穿两根丝线备用。动脉插管前应尽可能将动脉分离得长些,一般兔 3~4cm,狗 4~5cm,豚鼠和大鼠 2~3cm,分离过程动作要轻柔,减少血管出血。

用一根丝线结扎动脉远心端,用动脉夹夹住动脉近心端,以暂时阻断动脉血流。另一根线打虚结置于近心端一侧备用。用小拇指或眼科镊柄托起动脉,在远心端结扎处下

家兔气管插管视频

家兔神经分离视频

家兔颈总动脉的分离与插管视频

方,用眼科剪在向心方向与动脉呈45°角,在动脉上做一"V"形切口(切口约为管径的1/3)。用眼科镊夹提切口边缘,将动脉插管由切口向心脏方向插入动脉约2.5cm后,用打好虚结的丝线结扎固定插管,并将余线结扎于插管的固定环上,以免插管滑脱。将插管适当固定,以免扭转。去掉动脉夹,进行实验观察。颈总动脉插管技术是一项常用的实验技术,可用于动脉血压的测定。

▶ 三、胸部手术(蛙心插管)

常用插管为斯氏蛙心插管。破坏蟾蜍脑脊髓,仰卧位固定在蛙板上,从剑突下将胸部皮肤向上剪开,然后剪掉胸骨,打开心包,暴露心脏,分离主动脉及左、右分支。在左主动脉下方穿一根线,靠头端结扎,插管时作牵引用。在主动脉干下方穿一根线,在动脉圆锥上方打一虚结备用。

左手持左主动脉上方的结扎线,用眼科剪在左主动脉根部靠近动脉圆锥处剪一切口,右手将盛有少许任氏液的蛙心插管插入动脉。当插管头到达动脉圆锥时,用镊子夹住动脉圆锥少许,将插管稍稍后退,并转向心室中央方向。镊子向插管的平行方向提拉,在心室收缩期将插管插入心室。插管进入心室后,管内液面会随心室的搏动而上下波动。用打好虚结的线固定插管,并将余线在插管的侧钩上再次结扎,以免插管滑脱(图3-16)。剪断主动脉左右分支。轻提起蛙心插管以抬高心脏,用线在静脉窦与腔静脉交界处做一结扎。结扎线应尽量下压以免伤及静脉窦。在结扎线外侧剪断所有组织,将蛙心游离出来。

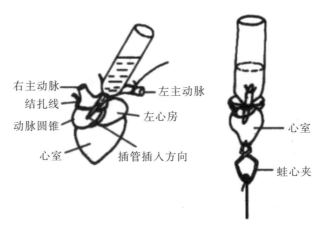

图3-16 蛙心插管示意图

▶ 四、腹部手术(哺乳动物)

1.腹部切开术

动物麻醉仰卧位固定,下腹部备皮。左手绷紧腹部皮肤,右手在耻骨联合上缘处,向上切开皮肤3~4cm,即可看见腹白线。用止血钳在腹白线两侧夹住肌肉轻提起,用手术剪剪开腹壁肌层组织4~5cm,切口大小可根据实验需要进行调整。

2.膀胱插管

在耻骨联合上缘沿腹白线剪开一小口,辨认膀胱位置及是否充盈。根据其大小扩大手术切口。用止血钳将膀胱移出腹腔,在膀胱顶部血管少的地方,用两把止血钳相距0.5cm对称夹住膀胱顶,手术剪在其上方剪一纵行小口,插入膀胱插管(图3-17)。用一粗棉线将膀胱壁结扎在插管的颈部。将膀胱插管平放在耻骨处,引流管自然下垂,平皿收集尿液。手术结束后,用湿热生理盐水纱布盖好创口。

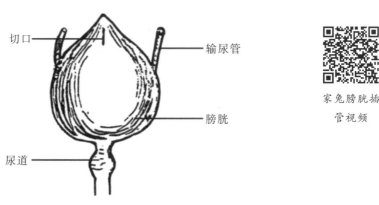

家兔膀胱插管视频

图3-17　膀胱插管切口及输尿管位置

3.输尿管插管术

将膀胱移至腹外,在膀胱背侧的部位(即膀胱三角)可见输尿管进入膀胱,在输尿管靠近膀胱处,分离出一侧输尿管,穿两根丝线备用。一根丝线在输尿管近膀胱端结扎,另一根丝线打虚结备用,用镊子柄托起输尿管,眼科剪呈45°剪开输尿管(约输尿管管径的1/2),向肾脏方向插入输尿管插管(事先充满生理盐水),用丝线结扎固定,平放插管。注意:输尿管分离、插管操作应轻巧,不能过度牵拉输尿管,防止输尿管挛缩导致尿液排出受阻。

▶ 五、股部手术

(1)股部切开术:动物麻醉仰卧位固定,股部备皮。在腹股沟处用手指触摸股动脉的搏动。沿股部正中线从腹股沟下缘向膝部切开皮肤4~5cm,因股三角处的皮下组织菲薄,切开皮肤即可见由外向内排列的股神经、股动脉和股静脉。

(2)股动脉和股静脉插管法同颈动脉的插管。

第八节　常用生理盐溶液的配制

机体细胞的生命活动受内环境液体中各种理化因素的影响,如各种离子、渗透压、pH和温度等。内环境稳态有利于维持组织细胞正常功能。因此,实验中使用接近动物生理状态的液体即生理盐溶液,对于维持组织、细胞正常功能活动至关重要。常用生理盐溶液的成分及配制见表3-2。

任氏液(Ringer's solution)常用于蛙类及其他冷血动物;洛克液(Locke's solution)常用于哺乳动物的心脏、子宫等;台氏液(Tyrode's solution)常用于哺乳动物的离体小肠;克氏液(Krebs's solution)常用于哺乳动物肝、脑、脾和肺等脏器;K-H液(Kreb's-Henseleit solution)常用于血管;生理盐水(normal solution):即与血清等渗的NaCl溶液,0.9%NaCl适用于哺乳动物,0.65%NaCl适用于两栖类动物。

表3-2　常用生理盐溶液的成分(以1000ml溶液为例)　　　　　　(单位:g/L)

成分	任氏液	洛克液	台式液	克氏液	K-H液	生理盐水
NaCl	6.5	9.0	8	5.54	6.9	6.5/9.0
KCl	0.14	0.42	0.2	0.35	0.35	—
$CaCl_2$	0.12	0.24	0.2	0.28	0.28	—
$NaHCO_3$	0.2	0.1~0.3	1.0	2.10	2.10	—
NaH_2PO_4	0.01	—	0.05	—	—	—
$MgCl_2$	—	—	0.1	—	—	—
$MgSO_4$	—	—	—	0.29	0.29	—
KH_2PO_4	—	—	—	0.16	—	—
Na-Pyrurate	—	—	—	0.43	0.22	—
Glucose	—	1.0~2.5	1.0	2.0	2.0	—

思考题

1.如何从微生物控制程度分级实验动物?

2.简述实验动物的染色标记法的过程。

3.如何正确捉拿与固定家兔?

4.家兔麻醉的方法有哪些? 麻醉中注意哪些事项? 如何判断麻醉深浅?

5.简述小鼠腹腔注射的过程。

6.实验动物的福利原则和处死原则分别是什么？

7.实验过程中出现大出血的原因有哪些？如何处理？

课后自测　　知识拓展

第二篇

基础性实验

第四章　神经与肌肉实验

▶ 实验1　坐骨神经-腓肠肌标本的制备

【实验目的】

掌握蛙类坐骨神经-腓肠肌标本的制备方法,理解毁脑脊髓的生理学意义。

【实验原理】

蟾蜍、蛙类两栖动物的某些基本生命活动和生理功能与哺乳动物相似,且其离体组织的生活条件简单易于掌握,在任氏液的浸润下,神经肌肉标本可较长时间保持生理活性。所以,蟾蜍坐骨神经-腓肠肌标本常被用于研究神经肌肉的兴奋性、兴奋过程以及骨骼肌收缩特点等。

锌铜弓由一锌片和一铜片两个电极组成,当用锌铜弓接触表面湿润的神经或肌肉组织时,产生的电流强度较大,足以构成对神经肌肉的有效电刺激,因此锌铜弓常被用作检验神经肌肉标本兴奋性的简便刺激装置。但要注意,这种刺激仅在接触瞬间产生,持续接触不能使神经或肌肉兴奋。

【实验材料】

蟾蜍/蛙,蛙类手术器械(探针、粗剪、手术剪、眼科剪、镊子、玻璃分针、蛙板、图钉),锌铜弓,任氏液,平皿。

【实验方法】

1.毁脑脊髓

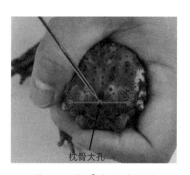

左手握住蟾蜍,用食指压其头部前端使头部前俯,右手持探针,在沿两毒腺连线中点处,持针手略感针尖下陷,此处即是枕骨大孔(图4-1)。

枕骨大孔

图4-1　枕骨大孔的位置

从枕骨大孔处垂直刺入,左右搅动离断脊髓,再改变方向刺向颅腔,左右搅动以捣毁脑组织。随后将探针回退不拔出,将其尖转向后插入脊椎管,捣毁脊髓。插入椎管时,蟾蜍后肢立即失去紧张性,大多数情况下出现尿失禁。若脑脊髓破坏完全,可见蟾蜍失去一切反射活动,四肢肌肉完全松弛,下颌呼吸运动消失,否则再次捣毁。

2.蟾蜍坐骨神经-腓肠肌标本制备

方法一:离体标本模型

离体标本制备

(1)去除躯干上部及内脏:在骶髂关节前1~1.5cm处剪断脊柱。左手握住后肢,躯干上部及内脏全部下垂,右手将粗剪刀沿两侧剪除所有内脏及头胸部,避开坐骨神经。留下后肢、后端脊柱,以及紧贴于脊柱两侧的坐骨神经。

(2)剥皮:左手用镊子夹住脊柱断端(注意不要压迫神经),右手捏住断端边缘皮肤,剥去全部后肢皮肤,将标本置于盛有任氏液的平皿中。

(3)洗净双手和用过的器械后进行以下步骤。

(4)分离双后肢:左手持脊柱,沿中线将脊柱剪开,再沿耻骨联合正中将两下肢剪开(整个过程注意避开坐骨神经),将两条腿浸于任氏液中备用。

(5)分离坐骨神经:取一后肢,用玻璃分针游离腹部的坐骨神经,再将标本俯卧位固定。用玻璃分针循股二头肌和半膜肌之间的坐骨神经沟(图4-2),纵向游离暴露坐骨神经,向下剥离坐骨神经直至腘窝处。

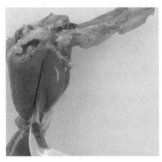

图4-2　坐骨神经沟位置

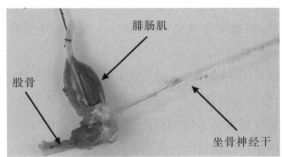

图4-3　离体坐骨神经-腓肠肌标本

(6)分离腓肠肌:用玻璃分针在腓肠肌跟腱处穿线结扎,并在结扎线下方剪断跟腱。左手提线,右手游离腓肠肌,注意保留腓肠肌起始点与骨的联系,剪断所有小腿的肌肉和骨。

(7)制作标本:将游离干净的坐骨神经搭在腓肠肌上,用剪刀自膝关节的周围将大腿的所有肌腱剪断并刮净所有大腿肌肉,在距膝关节约1cm处剪断股骨。弃去上段股骨,保留部分即为坐骨神经-腓肠肌标本(图4-3)。将标本浸入盛有新鲜任氏液的平皿中待用。

方法二：在体标本模型

（1）剥去蟾蜍一侧下肢大腿根部及以下的皮肤，将标本俯卧位固定于 蛙板上。

（2）在大腿背内侧的坐骨神经沟之间，纵向分离坐骨神经至膝关节 在体标本制备 处，并在神经下方穿线备用。分离腓肠肌的跟腱，穿线结扎，并连同结扎线将跟腱剪下，一直将腓肠肌向上分离至膝关节。在膝关节旁固定大头针，折弯压住膝关节。至此在体坐骨神经-腓肠肌标本制备完成(图4-4)。

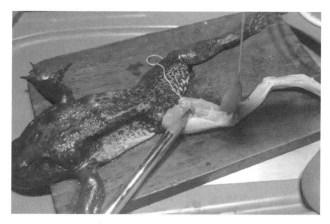

图4-4 在体坐骨神经-腓肠肌标本

3.观察项目

（1）蟾蜍毁脑脊髓前后四肢张力变化。

（2）用锌铜弓刺激坐骨神经，检查标本的兴奋性。

【注意事项】

（1）毁脑脊髓过程中应防止蟾蜍毒腺分泌的毒液射入眼内。若不慎入眼，立即用大量清水冲洗。

（2）制作过程中，为保持标本的兴奋性和湿润，要不断滴加任氏液。

（3）制作过程中避免强力牵拉神经，切忌用手、金属器械等触碰或夹伤神经。

【实验结果】

用文字描述锌铜弓验证标本兴奋性的情况。

思考题

1.剥去皮肤的后肢能用自来水冲洗吗？为什么？

2.制作好的标本为何要放置在任氏液中？

3.如何判断制备的标本兴奋性良好？

▶ 实验2 神经干动作电位传导及其传导速度的测定 ─────────

【实验目的】

掌握蟾蜍/蛙坐骨神经干标本制备方法,学习蛙类坐骨神经干单相、双相动作电位的引导和记录方法,理解神经干动作电位传导速度测定的原理和方法。

【实验原理】

原理拓展

动作电位是包括神经细胞在内的可兴奋组织兴奋的标志。本实验采用细胞外记录方法,将两个记录电极置于正常完整的神经干细胞膜外。当神经干一端兴奋时,兴奋波会沿着细胞膜传向另一端。兴奋波先后通过两个电极,记录到两个方向相反的电位波形,称为双相动作电位。如果两个电极之间神经干损伤,则兴奋波只能由第一个电极引导出,只记录到单相动作电位。

单个神经细胞的动作电位呈"全或无"现象。而神经干是由许多神经纤维组成的,由于不同的神经细胞的兴奋性不相同,给予神经干一个电刺激时,刺激强度的不同会引起一个到多个神经纤维的兴奋。记录电极把多个神经纤维的动作电位同时记录下来,所形成的动作电位波形称为复合动作电位。在一定范围内,随着刺激强度的增大,复合动作电位幅度会增大,它不具有单个神经细胞动作电位的"全或无"现象。

动作电位可沿神经纤维进行双向传导,其传导速度取决于纤维直径、有无髓鞘等因素。通过测定神经冲动在神经干上传导的距离(s)与通过这段所需的时间(t)可算出动作电位在神经纤维上的传导速度。蛙类坐骨神经干以 A_α 类纤维为主,传导速度为 30~40m/s。

【实验材料】

蟾蜍/蛙,生物信号采集处理系统,神经标本屏蔽盒,蛙类手术器械,任氏液,平皿。

【实验方法】

1.坐骨神经干标本的准备工作

同实验1的"离体标本模型"制作过程。

2.坐骨神经干的分离

坐骨神经干标

本制备流程

(1)取一蟾蜍/蛙后肢,仰卧位置于蛙板上。用玻璃分针分离一侧的坐骨神经,穿细线,紧靠脊柱根部结扎并剪断神经干。用镊子夹紧结扎线将神经干从骶部剪口处穿出。

(2)然后俯卧位固定,用玻璃分针循坐骨神经沟游离坐骨神经,纵向暴露分离至腘窝胫腓神经分叉处。向下继续分离腓神经,剪断胫神经(此时坐骨神经在此分为腓神经、胫神经)。

(3)轻提一侧结扎神经的线头,辨清坐骨神经走向,置剪刀于神经与肌肉之间,剪刀与下肢成30°角,紧贴股骨、腘窝,顺神经走向剪切至跟腱并剪断跟腱和神经。神经分离得长一些,尽可能从脊椎旁的主干下沿腓神经至踝关节止。

(4)轻提结扎神经的线头,用镊子轻轻剥离附着在神经干上的组织,将标本浸入盛有任氏液的平皿中待用。

2.连接实验装置

将屏蔽盒内的所有电极用任氏液棉球擦拭干净。提起结扎线,将神经干平直移入屏蔽盒内(图4-5)。中枢端(粗端)置于刺激电极处(s1、s2),保持神经干与各记录电极(r1r1′和r2r2′两对电极)接触良好,盖好盖子。

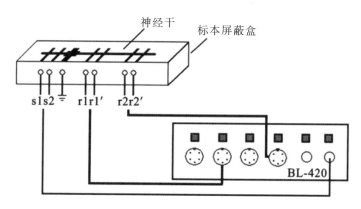

图4-5 屏蔽盒连接示意图

3.观察项目

打开生物信号采集处理系统,进入"神经干动作电位传导"实验项目。

(1)检测标本兴奋性:设置刺激方式为单刺激,波宽0.1ms,刺激电压1.0V,启动刺激,观察屏幕上是否出现双相动作电位,学会辨认刺激伪迹。若有,则说明神经干标本兴奋性良好,继续下一项目。

刺激伪迹

(2)寻找阈强度和最大刺激强度:将神经干中枢端置于刺激电极处,刺激强度由0.1V起,增量0.05V,结束强度2V,采用自动强度递增,记录刚出现动作电位波形时的阈强度值(阈刺激)和动作电位幅度不再增大时的最小刺激强度值(最大刺激强度)。测量第1对记录电极引导的双相动作电位正相波和负相波的振幅和时程。

神经干传导速度测定

(3)测定动作电位传导速度:测量两对记录电极引导的两个动作电位起始点的时间差Δt和标本盒中两对记录电极之间的距离S_{r1r2},计算动作电位传导速度($V=S/\Delta t$)。

(4)用镊子将两个记录电极之间的神经干夹伤(第2对记录电极处),保持最大刺激强度启动刺激,观察动作电位的变化和是否出现单相动作电位。

神经干动作电位图形

测量夹伤前后第2对记录电极引导动作电位的振幅和时程。

【注意事项】

（1）神经干分离应尽可能剥离干净，足够长，切忌直接夹持或用手触摸牵拉神经干，以免影响神经兴奋性。

（2）标本制备完成后，应浸于任氏液中5~10min以稳定神经兴奋性。

（3）标本应与电极紧密接触，不能弯曲打折，并保持湿润。任氏液过多时，应用棉球或滤纸片吸掉，防止电极间短路。

【实验结果】

记录出一套双相与单相动作电位波形图，并测量正、负相振幅及时程，同时加以标注；计算神经冲动的传导速度；以文字简要描述夹伤神经干后动作电位的变化。

> **思考题**
>
> 1.什么叫刺激伪迹？如何发生？应怎样鉴别？
>
> 2.为什么神经干动作电位的幅度在一定范围内随着刺激强度的增大而增大？这是否与单个神经纤维动作电位的"全或无"性质相矛盾？
>
> 3.记录到的神经干动作电位为什么是双相动作电位？
>
> 4.夹伤两记录电极间的神经干后，动作电位发生了什么变化？为什么？

课外拓展

▶ 实验3 不同刺激强度和频率对骨骼肌收缩的影响

【实验目的】

观察不同强度和频率刺激与骨骼肌收缩反应的关系，理解阈刺激、阈上刺激、最大刺激等概念和强直收缩的原理。

【实验原理】

神经、肌肉、腺体为可兴奋组织。不同组织、细胞的兴奋表现各不相同。神经组织的兴奋表现为产生动作电位，肌肉组织的兴奋表现为收缩。因此，观察肌肉是否收缩可判断它是否发生了兴奋。

原理拓展

蟾蜍的腓肠肌由许多兴奋性高低不同的肌纤维组成。单刺激作用于蟾蜍坐骨神经干，观察其对肌肉收缩的影响。在一定刺激时间下，能引起肌肉收缩的最小刺激强度为阈强度，此时部分兴奋性高的肌纤维先兴奋，引起肌肉发生最小的收缩反应；随着刺激强度逐渐增大，越来越多的肌纤维参与收缩反应，肌肉收缩强度不断增大；当刺激强度增大到某一值时，整块肌肉中的所有肌纤维都兴奋并收缩，肌肉收缩力量达到最大值。如果再继续增加刺激强度，肌肉收缩力也不能再增大，这种刺激强度称为最大刺激强度。由此可见,骨骼肌收缩反应的大小在一定范围内取决于刺激的强度。

不同的刺激频率可使骨骼肌呈现不同的收缩形式。随着刺激频率的增加,肌肉收缩形式发生融合,依次表现为单收缩、不完全强直收缩和完全强直收缩。不管是不完全强直收缩还是完全强直收缩,其收缩幅度都远远超过单收缩高度,意味着强直收缩较单收缩能产生更大程度的张力和缩短。骨骼肌收缩可以融合是因为骨骼肌动作电位的绝对不应期很短,约为1ms,故能接受高频刺激而再次兴奋,而骨骼肌的机械收缩过程可达到100ms以上,因此有可能在收缩过程中接受新的刺激产生新的收缩。整体水平骨骼肌收缩属于完全强直收缩是因为由运动神经传向骨骼肌的兴奋冲动是成串的。

【实验材料】

蟾蜍,生物信号采集处理系统,张力换能器,铁架台,蛙类手术器械,锌铜弓,任氏液,平皿。

【实验方法】

1.实验材料准备

制作蟾蜍坐骨神经–腓肠肌标本,置于任氏液中浸泡5~10min待用。具体方法参见本章实验1。

2.连接实验装置

如采用离体坐骨神经腓肠肌标本,先将预留的股骨固定在肌槽上,再将张力换能器与肌槽分别固定在铁架台支架上,均与桌面平行并保持同一方向(连接装置见图4-6)。

如采用在体坐骨神经腓肠肌标本,则将腓肠肌的跟腱结扎线固定在张力换能器上,结扎线与桌面垂直。调节微调固定器,使连线紧松度适宜,保持一定的前负荷(以3~5g为宜)。保持神经与刺激电极接触良好。连接装置见图4-7。

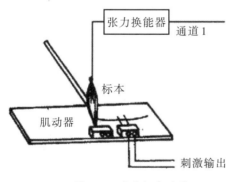 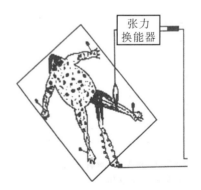

图4-6 离体标本连接　　　　　　图4-7 在体标本连接

3.观察项目

(1)刺激强度对骨骼肌收缩的影响:刺激方式设置为单刺激,波宽0.1ms。起始刺激强度0.1V,强度增量为0.01~0.05V,结束刺激强度2V。启动自动强度刺激,观察不同强度时肌肉的收缩变化,记录刚能引起肌肉

刺激强度与肌肉收缩的关系

出现微小收缩的刺激强度(阈强度)和最大刺激强度。

（2）刺激频率对骨骼肌收缩的影响:将刺激方式设置为串刺激(或连续单刺激)，波宽0.1ms，刺激强度设置为最大刺激强度。起始刺激频率1Hz，强度增量为1~3Hz，结束刺激强度30Hz。启动自动频率刺激，观察不同刺激频率时的肌肉收缩变化。记录刚引起肌肉出现不完全强直收缩的刺激频率和刚引起肌肉出现完全强直收缩的刺激频率。

刺激频率与
肌肉收缩的
关系

【注意事项】

（1）随时用任氏液湿润标本，保持良好的兴奋性。

（2）测定腓肠肌最大收缩时，刺激强度不宜太大，否则会损伤神经。

（3）如腓肠肌在未受到刺激时就出现挛缩，可能是漏电等原因，需检查仪器接地是否良好。

（4）观察刺激频率的影响时，一次连续刺激不要超过10s。在肌肉收缩后，应间隔30s待肌肉休息后再做下一次刺激。

（5）实验过程中张力换能器与标本连线的张力应保持不变。

【实验结果】

整理出一套不同刺激强度或刺激频率对骨骼肌收缩影响的曲线，并加以标注；用文字简要描述刺激强度和刺激频率对肌肉收缩的影响。

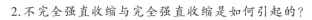

思考题

1.在一定的刺激强度范围内，为什么肌肉收缩的幅度会随刺激强度的增大而增大？

2.不完全强直收缩与完全强直收缩是如何引起的？

2.为什么实验中刺激频率增高肌肉收缩的幅度也增大？

3.连续电刺激坐骨神经，腓肠肌标本会疲劳吗？为什么？

课外拓展

▶ **实验4　神经干不应期的测定**

【实验目的】

学习测定神经干不应期的基本原理和方法，理解神经干动作电位产生后兴奋性、规律性变化的特点。

原理拓展

【实验原理】

神经组织在一次兴奋的过程中，其兴奋性也会发生规律性的变化，依次经过绝对不应期、相对不应期、超常期和低常期4个时期，再恢复到正常的兴奋性水平。组织兴奋性的高低或有无，可用测定阈值的方法来确定。为了测定坐骨神经在一次兴奋后兴奋性的周期变化,可采用双脉冲刺激,先给予一个条件刺激(中等强度的阈上刺激),引起神经兴奋,然后按兴奋过程的不同时相再给一个测试刺激,以检测神经干对测试刺激反应的兴奋阈值,判断其兴奋性的变化,测出神经干的不应期。

两次同等大小的刺激均可以引起神经干产生动作电位。当第二次刺激落入第一次兴奋后的绝对不应期时,不能引起神经干产生新的兴奋(动作电位);当第二次刺激落入第一次兴奋后的相对不应期时,可引起神经干产生新的兴奋,但动作电位的幅度小于正常动作电位。

【实验材料】

蟾蜍,生物信号采集处理系统,蛙类手术器械,神经标本屏蔽盒,铁架台,任氏液。

【实验方法】

(1)制备蟾蜍坐骨神经干标本(见本章实验2)。

(2)将坐骨神经干搭在神经屏蔽盒的电极上,刺激标本的中枢端,由末梢引导动作电位。

(3)连接标本屏蔽盒与生物信号采集处理系统。

将制备好的神经干置于神经标本盒内的电极上。记录电极(A~B)与生物信号采集处理系统的通道1相连,另一记录电极(A'~B')与通道2连接,刺激电极与刺激输出接口相连。

(4)启动生物信号采集处理系统,按实验模块→肌肉神经实验→神经肌肉传导速度测定进入实验状态。

(5)观察项目

①调节刺激参数,单刺激模式,波宽0.1ms,刺激强度达最大时,即可观察到双相动作电位。

②在A'、B'两电极间夹伤神经干,使双相动作电位变成单相动作电位。将刺激模式改为双刺激,逐步减小波间隔,首间隔设为30ms,观察第2个动作电位幅度的变化。测量第2个动作电位出现时的刺激波间隔、第2个动作电位振幅刚开始与第1个动作电位振幅相等时的刺激波间隔,即绝对不应期和相对不应期。

【注意事项】

(1)神经干标本应尽可能长,并且需常用任氏液湿润,以保持神经干标本的兴奋性良好。

(2)神经干标本应与各电极保持良好接触,两对记录电极之间的距离应尽可能长。

【实验结果】

记录一套进入绝对不应期和进入相对不应期的动作电位曲线,并加以标注,同时测量各期的时间;以文字简要描述绝对不应期和相对不应期的情况。

思考题

1.什么是绝对不应期和相对不应期?

2.本实验如何判断绝对不应期和相对不应期?

3.为什么在绝对不应期内,神经对任何强度的刺激都不再发生反应?

4.刺激落到相对不应期内时,其动作电位的幅值为什么减小?

课外拓展

课后自测　　　知识拓展

第五章　血液系统实验

▶ 实验5　红细胞渗透脆性试验

【实验目的】

观察不同浓度的低渗盐溶液对红细胞的影响,理解血浆晶体渗透压及其生理意义,了解等渗溶液和等张溶液的区别。

【实验原理】

红细胞在低渗溶液中会发生水肿破裂,称为溶血反应。红细胞膜对低渗溶液具有一定的抵抗特性,称为红细胞的渗透脆性。将血液滴入不同浓度的盐溶液中,可以检查红细胞对低渗溶液的抵抗力。开始出现溶血现象的低渗盐溶液浓度,为该血液红细胞的最小抵抗力,即最大脆性;出现完全溶血时的低渗盐溶液浓度,则为该红细胞最大抵抗力,即最小脆性。对低渗盐溶液的抵抗力小,表示红细胞的脆性大;反之,表示脆性小。

【实验材料】

家兔,哺乳动物手术器械,兔台,动脉夹,动脉插管,试管,滴管,20%氨基甲酸乙酯,1%NaCl溶液,1.9%尿素溶液,蒸馏水,1%肝素。

【实验方法】

(1)抗凝血制备

①20%氨基甲酸乙酯按5ml/kg体重给家兔耳缘静脉注射麻醉,仰卧位固定于兔台上。

实验操作流程

②剪开颈部皮肤后,分离一侧颈总动脉,头端用线结扎以阻断血流,向心端夹上动脉夹。在动脉夹与结扎线之间的血管壁上剪一个"V"形切口,向心脏方向插入动脉插管,用手术线结扎固定,以备取血之用。

③取1%肝素0.1ml加入1支试管,进行肝素化。试管取血10ml,不做离心处理。

（2）溶液配制：取干燥清洁试管10支，依次编号并按表5-1配置不同浓度的NaCl溶液。

表5-1 不同浓度NaCl溶液的配制

玻璃管号	1	2	3	4	5	6	7	8	9	10
1%NaCl(ml)	1.8	1.5	1.2	1.1	1.0	0.9	0.8	0.7	0.6	0.5
蒸馏水(ml)	0.2	0.5	0.8	0.9	1.0	1.1	1.2	1.3	1.4	1.5
NaCl浓度(%)	0.9	0.75	0.60	0.55	0.50	0.45	0.40	0.35	0.30	0.25

（3）另取2个试管分别加入1.9%尿素溶液，蒸馏水，编号11-12。

（4）每个试管分别加入1滴抗凝血（用滴管吸取），再摇匀试管，静置2h。

（5）观察项目

①从1号管（高浓度管）开始观察各管液体的颜色和透明度，判断是否溶血并记录。

a.未溶血：试管上层为透明无色，下层为混浊红色，表明红细胞未破裂而下沉管底，标记(−)。

b.不完全溶血：试管上层呈透明淡红色，下层为混浊红色，表明部分红细胞被破坏，标记(±)。记录此时溶液浓度，为该血液红细胞的最大脆性。

c.完全溶血：管内液体完全呈透明红色，下层无红细胞沉积，表明红细胞全部破裂，标记(+)。此时的溶液浓度，为该血液细胞的最小脆性。

②比较1、11、12号管的溶血情况。

【注意事项】

（1）试管应干燥，吸管应分别专用，以保证配制溶液的浓度准确。

（2）摇匀手法要轻柔，避免人为溶血。

思考题

1.查阅资料试举例说明几种红细胞渗透脆性增加的原因。

2.红细胞在等渗的1.9%尿素溶液中会发生变化吗？为什么？

3.为什么同一个体的红细胞渗透脆性有最大抵抗力和最小抵抗力？

▶ 实验6　影响血液凝固的因素

【实验目的】

通过测定各种条件下的血液凝固时间,理解影响血液凝固的因素。

【实验原理】

血液凝固的过程是由许多凝血因子参加的酶促反应。根据血液凝固过程中凝血酶原激活途径不同,可将血液凝固分为内源性凝血途径和外源性凝血途径。内源性凝血是指参与血液凝固的凝血因子全部存于血浆中;外源性凝血是指在组织因子参与下的血凝过程,凝血时间较前者短。

本实验选取家兔颈总动脉放血采血,血液几乎未与组织因子接触,因此凝血过程主要为内源性凝血。肺组织浸液中含有丰富的组织因子,加入试管内可用于观察外源性凝血过程。

【实验材料】

家兔,哺乳类动物手术器械一套,兔台,动脉插管,动脉夹,恒温水浴槽,离心机,小烧杯,试管,注射器,秒表,20%氨基甲酸乙酯溶液,液体石蜡,冰块,肝素,1%草酸钾溶液。

【实验方法】

(1)耳缘静脉注射20%氨基甲酸乙酯溶液(按5ml/kg体重剂量)麻醉家兔,并仰卧固定于兔台上。

实验操作流程

(2)剃去颈部被毛,沿颈部正中线纵向剪开约5cm的皮肤切口,分离一侧颈总动脉,头端用丝线结扎,近心端用动脉夹夹上。用眼科剪在近结扎线处的动脉壁剪开"V"形小口,向心方向插入动脉插管,丝线结扎固定,供取血使用。

(3)取8支干燥清洁试管,2个小烧杯,编号。按表先准备好实验条件。

表5-2　血液凝固及其影响因素

编号		实验条件	凝血时间(结果)
试管	1	空管、对照管	
	2	放棉花少许	
	3	石蜡油润滑试管内壁	
	4	置于37℃水浴槽	
	5	置于冰浴槽中	
	6	加肝素8U	
	7	加1%草酸钾溶液2ml	
	8	加肺组织浸液0.1ml	
烧杯	9	对照	
	10	竹签搅动	

（4）松开动脉夹，1—8号试管中迅速加入动脉血2ml，其中6—8管加入血液后，需充分混匀。立即开始计时，每隔15s将试管倾斜一次，观察血液是否凝固，至血液成为凝胶时，记下所用时间。

（5）9、10号小烧杯各加入动脉血10ml。用竹签不断搅动10号烧杯2~3min，观察血液凝固情况，用水冲洗竹签，观察竹签上残留物形态，判断其成分。与9号烧杯中血液凝固情况做对照。

【注意事项】

（1）实验试管的口径、大小及试管干燥程度应保持一致。

（2）实验过程中不要过度摇晃试管。

【实验结果】

以表格方式记录各项处理组凝血所需的时间，并以文字简要描述实验结果。

思考题

1.简述血液凝固的机制及影响血液凝固的因素。

2.分析各项处理对血液凝固的影响。

3.简述内源性凝血与外源性凝血的过程。

▶ 实验7 出血时间和凝血时间的测定

【实验目的】

通过测量出血时间和凝血时间，理解机体生理性止血的过程。

原理拓展

【实验原理】

出血时间指从小血管破损出血起至自行停止出血所需的时间，实际是测量微小血管伤口自行封闭所需时间，用以检查凝血过程是否正常。出血时间长短与毛细血管功能、血小板数量及其功能状态等相关。

凝血时间是指从血液流出血管到出现纤维蛋白细丝所需的时间，用以检查血液凝固的快慢。凝血时间主要反映凝血因子是否缺乏或减少。

【实验材料】

人，采血针，75%乙醇棉球，滤纸条，载玻片，大头针。

【实验方法】

1.出血时间测定

以75%乙醇棉球消毒耳垂或末节指端，用消毒后的采血针快速刺入皮肤2~3mm深，让血自然流出。立即记录时间,每隔30s用滤纸条轻触血液,吸去流出的血液,让滤纸条上的血点依次排列,直到无血液流出为止。记录开始出血至停止出血的时间(滤纸血点数除以2)即为出血时间,正常人一般为1~4min。

2.凝血时间测定(玻片法)

操作同上,刺破耳垂或指端后,用载玻片接下自然流出的第一滴血,立即记录时间,然后每隔30s用大头针针尖挑血一次,直至挑起细纤维血丝为止。从开始流血到挑起细纤维血丝的时间即为凝血时间,正常人为2~8min。

【注意事项】

(1)采血针刺入深度要适宜,如果过深,组织受损过重,反而使凝血时间缩短。应让血自然流出,不可挤压。

(2)针尖挑血,应朝一个方向横穿直挑,勿多方向挑动和挑动次数过多,以免破坏纤维蛋白网状结构,造成不凝血的假象。

【实验结果】

以表格方式记录全班同学出血时间和凝血时间,并加以统计,用平均值±标准差表示。

思考题

1.血液从伤口流出,为什么会凝固?

2.哪些因素会影响出血时间和凝血时间?

3.测定出血时间和凝血时间有何意义?

课后自测　　知识拓展

▶ 实验8　蟾蜍心室期前收缩和代偿间歇

【实验目的】

学习蟾蜍在体心脏活动记录方法,观察心肌兴奋性周期变化的特点。

原理拓展

【实验原理】

心脏每兴奋一次,其兴奋性就会出现周期性变化。心肌兴奋性的特点在于,其有效不应期特别长,约相当于整个收缩期和舒张早期。因此,在有效不应期内,给予任何刺激均不能引起心肌再兴奋而出现新的收缩。当有效不应期之后,即舒张早期之后,给予较强的阈上刺激,可以产生一次的新的兴奋和收缩。这种在正常节律性兴奋到达以前,提前出现的收缩称为期前收缩。同时,期前收缩亦有不应期。若下一次正常起搏点传来的兴奋正好落在该有效不应期内,也不能引起心肌新的兴奋和收缩。这样在期前收缩之后就会出现一个较长的舒张期,这就是代偿间歇。

【实验材料】

蟾蜍,蟾蜍手术器械,生物信号处理系统,刺激电极,张力换能器,蛙心夹。

【实验方法】

(1)在体心脏手术:毁损蟾蜍脑和脊髓,将其仰卧固定于蛙板上。从剑突下将胸部皮肤向上剪开,然后剪掉胸骨,打开心包,暴露心脏。

(2)用一细线将张力换能器与蛙心夹相连。用蛙心夹在心室舒张期夹住心尖,记录心搏曲线。将刺激器固定在铁支架上,调整位置,使其两极与心室相接触,以不影响心室正常收缩和舒张为宜(图6-1)。再将刺激器连接信号处理系统。

实验操作流程

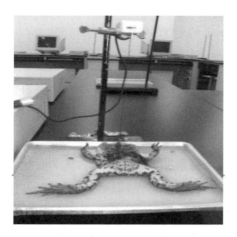

图 6-1　在体心脏连接装置图

（3）张力换能器输出线接生物信号采集处理系统的第 1 通道，运行生物信号采集处理系统，设置好相关参数。采样间隔 1ms，单刺激模式，刺激强度 2~5V，波宽 5ms。

（4）观察项目

①描记正常心搏曲线，测算心动周期时程，区分曲线收缩期和舒张期。

②选择中等强度的单刺激分别在心室收缩期和舒张早期、中期、晚期刺激心室，连续记录心搏曲线，观察是否引起期前收缩和代偿间歇。

③增加刺激强度，在心室收缩期和舒张早期给予单次刺激，观察心搏曲线是否发生变化。

【注意事项】

（1）在体实验应保证蟾蜍脑和脊髓毁损完全。

（2）蛙心夹与张力换能力器的连线应垂直并保持一定的紧张度。

（3）实验过程中应保持心脏表面的湿润。

【实验结果】

整理一套完整的蛙心搏动曲线、期前收缩和代偿间歇的曲线，并加以标注；以文字简要描述实验结果。

> **思考题**
>
> 1.试述期前收缩和代偿间歇产生的机制。
>
> 2.分别在心室收缩期和舒张早期、中期、晚期给予心室阈上刺激，哪种情况可以引起期前收缩？为什么？
>
> 3.期前收缩之后一定会出现代偿间歇吗？

课外拓展

▶ 实验9　家兔动脉血压的神经与体液调节

【实验目的】

学习动脉血压的直接测量方法,观察神经和体液因素对动脉血压的调节作用,理解动脉血压稳定的调节机制和重要意义。

【实验原理】

生理情况下,神经和体液因素共同作用实现人体和其他哺乳动物的血压相对稳定。神经调节中起重要作用的是颈动脉窦-主动脉弓压力感受性反射,即减压反射。该反射的感受器是颈动脉窦和主动脉弓,传入神经为窦神经和主动脉神经。家兔的主动脉神经为独立的一条神经,又称减压神经,易于分离和观察其作用。在人、犬等动物中,主动脉神经与迷走神经混为一条,不能分离。反射的传出神经为心交感神经、心迷走神经和交感缩血管神经。它们通过改变心输出量及外周阻力调节动脉血压。

心血管活动还受体液因素的影响,其中主要有肾上腺素、去甲肾上腺素、乙酰胆碱等。主要通过作用于心脏、血管的各种受体发挥作用。心脏的 β_1 受体激活后,可引起心脏正性的变时变力变传导作用。而心脏的 M 受体激活后,可引起心脏负性的变时变力变传导作用。血管上有 α 受体、β_2 受体的分布,血管的 α 受体激活后可引起血管收缩;血管的 β_2 受体激活后引起血管的舒张。体液因素也可通过改变心输出量及外周阻力,参与动脉血压的调节。

【实验材料】

家兔,哺乳动物手术器械,动脉插管,血压换能器,BL-420N生物信号采集处理系统兔台,动脉夹,注射器,20%氨基甲酸乙酯1000U/ml肝素,1:10000去甲肾上腺素,1:10000肾上腺素,1:10000乙酰胆碱。

【实验方法】

1.仪器装置连接

将动脉插管与血压换能器相连,血压换能器固定于铁架台上,换能器　　实验操作流程
的输出端与生物信号采集处理系统的一个通道连接。将肝素生理盐水充满插管,排尽气泡,关闭三通开关备用。

2.麻醉固定

家兔称重后,按5ml/kg体重剂量于耳缘静脉注射20%氨基甲酸乙酯溶液麻醉。麻醉后用套结绑缚其四肢,仰卧固定于兔台,剃去颈部兔毛。

3.颈部手术

(1)分离血管、神经:沿颈部正中线切开6~7cm,依次分离皮肤、皮下组织、肌肉,暴露颈部气管,沿气管两侧分离左右颈总动脉,各穿一细线备用。用玻璃分针沿气管右侧分

离迷走神经(最粗)和减压神经(最细),以不同颜色的细线穿过以供识别(图6-2)。

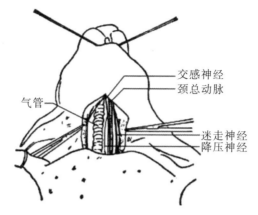

图6-2　家兔颈部神经血管

（2）左颈总动脉插管:分离左颈总动脉,远心端用细线结扎,近心端用动脉夹夹住,并在动脉下面预先穿一细线备用。用眼科剪在结扎线下方的动脉壁上剪一"V"形切口,将动脉插管向心脏方向插入颈总动脉内,用细线扎紧固定。同时将线头在插管远心端再次结扎固定,防止插管滑脱。移去动脉夹,可见血液由动脉冲入动脉插管,打开生物信号采集处理系统,进行实验项目观察。

实验视频

4.观察项目

（1）观察正常血压波动曲线,主要由三级波组成,并记录血压、心率的水平(图6-3)。

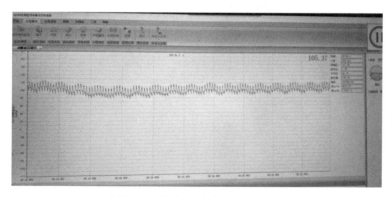

原理拓展

图6-3　家兔颈总动脉血压曲线

（2）用动脉夹夹闭右侧颈总动脉15s,观察并记录血压、心率的变化。

（3）用两细线在减压神经中部两处结扎。在两结扎线之间剪断神经,以电压5~10V,频率30Hz,波宽2ms的电极分别刺激减压神经中枢端和外周端,观察血压、心率的变化。

（4）将右侧迷走神经穿线结扎,在结扎上端切断该神经,刺激其外周端,观察血压、心率的变化。

（5）静脉注射 1:10000 去甲肾上腺素溶液 0.1ml/kg，观察血压、心率的变化。

（6）静脉注射 1:10000 肾上腺素溶液 0.1ml/kg，观察血压、心率的变化。

（7）静脉注射 1:10000 乙酰胆碱溶液 0.1~0.2ml/kg，观察血压、心率的变化。

【注意事项】

（1）夹闭颈总动脉和刺激神经时，避免过度牵拉，应尽可能在原位置上轻柔进行。

（2）须在动脉血压恢复正常水平并稳定的一段时间的基础上再进行下一项实验操作。

【实验结果】

整理一套完整的血压变化曲线，并加以标注；以表格方式记录各项处理前后动脉血压和心率的变化，并以文字简要描述实验结果。

思考题

1.根据实验现象，分析迷走神经、减压神经各自对动脉血压的作用及影响机制。

2.去甲肾上腺素、肾上腺素对动脉血压及心率的作用有何不同？为什么？

3.刺激减压神经中枢端和外周端对血压及心率的作用有何不同？为什么？

课后自测　　　　知识拓展

第七章 呼吸系统实验

▶ 实验10 家兔呼吸运动的调节

【实验目的】

掌握气管插管术和神经分离术,观察血液中化学因素(PCO_2、PO_2和$[H^+]$)改变对家兔呼吸频率、节律、幅度的影响以及迷走神经在家兔呼吸运动调节中的作用。

【实验原理】

呼吸运动是呼吸中枢节律性活动的反映。在不同生理状态下,呼吸运动所发生的适应性变化都有赖于神经系统的反射性调节。其中较为重要的有呼吸中枢、肺牵张反射、外周及中枢化学感受器的反射性调节。体

原理拓展

内外各种刺激,可以直接作用于中枢部位或通过不同的感受器反射性地影响呼吸运动。

【实验材料】

家兔,生物信号采集处理系统,哺乳动物手术器械,呼吸换能器,兔台,气管插管,50cm长橡胶管,小烧杯,N_2,CO_2,20%氨基甲酸乙酯溶液,20g/L乳酸溶液。

【实验方法】

1.麻醉固定

家兔称重后,按5ml/kg体重剂量耳缘静脉注射20%氨基甲酸乙酯溶液,待兔麻醉后,将其仰卧,先后固定四肢及兔头。

实验操作流程

2.颈部手术

(1)迷走神经分离术:剃去颈前被毛,颈前正中切开皮肤6~7cm,直至下颌角上1.5cm,止血钳钝性分离结缔组织及颈部肌肉,暴露气管及与气管平行的左、右血管神经鞘,细心分离两侧鞘膜内的迷走神经,在迷走神经下穿线备用。

实验视频

（2）气管插管术：分离气管，在气管下穿两根粗棉线备用。在甲状软骨下约1cm处，做倒"T"形剪口，用棉签将气管切口及气管里的血液和分泌物擦净。插管时由剪口处向肺端轻柔插入，动作应轻巧，避免损伤气管黏膜引起出血。用一粗棉线将插管口结扎固定，另一棉线在切口的头端结扎止血（图7-1）。用温热盐水纱布覆盖手术区。

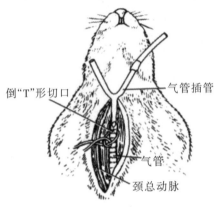

图7-1　家兔气管插管

2.观察项目

（1）记录正常呼吸曲线：启动生物信号采集处理系统，连续记录一段正常呼吸运动曲线作为对照（图7-2）。辨认曲线上吸气、呼气的波形方向（呼气曲线向上，吸气曲线向下）。

呼吸曲线

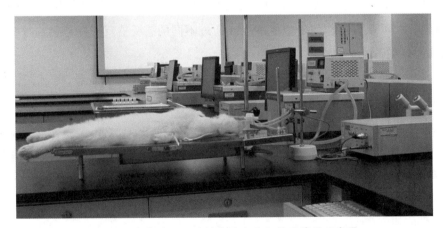

图7-2　家兔呼吸运动调节的实验仪器及装置示意图

（2）增加无效腔：在通气口（或气管插管一个侧管上）接一根50cm长胶管，观察和记录呼吸运动的变化（呼吸幅度和频率）情况，待呼吸曲线明显变化时撤去胶管。

（3）降低吸入气中的氧分压：待呼吸曲线恢复稳定后，将一小烧杯的杯口罩住流量头通气口（或气管插管开口），将氮气气袋的导管沿烧杯壁平行伸入，开启气阀使气体冲入烧杯,给动物吸入含有较高浓度氮气的空气。观察和记录动物呼吸运动的变化情况,待呼吸曲线明显变化时关闭气阀。

(4)增加吸入空气中二氧化碳分压:待呼吸曲线恢复正常,同观察步骤(3)的操作方法,开启二氧化碳气阀,使家兔吸入含有较高浓度二氧化碳的空气,观察和记录呼吸运动的变化。待家兔呼吸运动增强后,立即关闭气阀。

(5)增加血液中[H^+]:待呼吸曲线恢复正常后,耳缘静脉注射20g/L乳酸溶液2ml,观察和记录呼吸运动的变化。

(6)迷走神经对呼吸运动的调节作用:分别观察和记录切断一侧迷走神经和切断两侧迷走神经之后呼吸运动的变化。以中等强度(5~10V),频率15~30Hz,波宽2ms的连续电脉冲间断刺激一侧迷走神经中枢端,观察呼吸运动较切断之前有何改变。

【注意事项】

(1)颈部手术时,不要损伤大的血管和神经。

(2)气管插管前一定要注意把气管内清理干净再插管,以免气道阻塞。

(3)吸入气流量和流速不宜过大,每项观察时间不宜过长,出现效应后3~5个波形即可停止。

(4)所描记的各项呼吸曲线前后均要有正常曲线作对照。

【实验结果】

记录各种因素影响下的呼吸曲线,描述各项目呼吸幅度和频率的变化情况。

思考题

1.阐述吸入气中CO_2、N_2浓度增加或注射乳酸溶液,呼吸运动各有何变化?为什么?

2.解释增大无效腔后引起呼吸运动变化的原因。

3.对照实验结果,讨论切断双侧迷走神经及刺激迷走神经中枢端后,呼吸运动发生变化的机制。

▶ **实验11 胸膜腔内压测定和气胸的观察**

【实验目的】

学习测定胸膜腔内压的方法,观察胸膜腔内压在呼吸过程中的周期性变化及影响因素。结合气胸理解胸膜腔内压的生理意义。

原理拓展

【实验原理】

胸膜腔是由覆盖于肺表面的脏胸膜和衬于胸廓内壁的壁胸膜构成的一个潜在密闭

腔隙。胸膜腔内的压力(简称胸膜腔内压)为肺内压与肺弹性回缩力之差。平静呼吸时,胸膜腔内压随呼吸运动而变化,吸气时增大,呼气时降低,但始终低于大气压,故也称为胸内负压。胸内负压主要由肺的弹性回缩力产生,是保证呼吸运动正常进行的必要条件。破坏胸腔的密闭性,则胸内负压消失,肺萎缩。任何原因使胸膜受损,外界空气进入胸膜腔都称为气胸。此时胸膜腔内的压力升高,不再呈现负压,引起肺压缩,静脉回流受阻,产生不同程度的心肺功能障碍。

实验操作流程

【实验材料】

家兔,生物信号采集处理系统,压力换能器,哺乳动物手术器械,兔台,水检压计,橡胶管,夹子,20%氨基甲酸乙酯溶液。

【实验方法】

(1)胸腔内插管的导管通过一Y管分别与水检压计和压力换能器相连。压力换能器应提前定标。注意水检压计的零点应与胸壁插入点位于同一水平线上。

(2)麻醉固定

家兔称重后,按5ml/kg体重剂量于耳缘静脉注射20%氨基甲酸乙酯溶液,待兔麻醉后,将其仰卧,先后固定四肢及兔头。

(3)剃去家兔颈部被毛,做颈部正中切口,行气管插管术。剃去家兔右侧胸部(相当于右腋前线第4、5肋间)皮毛。粗针头与水检压计连接,将针头从右腋前线上的第4、5肋间处,沿第5肋骨上缘穿过胸壁,垂直刺入胸膜腔。当看到水检压计水柱随呼吸运动而上下波动时,说明针头已进入胸膜腔,应停止进针,并固定针头的位置(图7-3)。

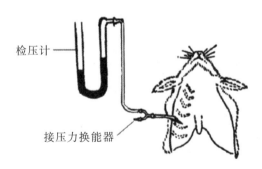

检压计

接压力换能器

图7-3 胸膜腔内压记录

(4)观察项目

①观察平静呼吸时胸膜腔内压的变化。记录平静吸气和呼气时水检压计水柱移动的幅度和数值。

②用力呼吸时胸膜腔内压的变化。在气管插管一侧接一长约50cm的橡胶管,增大无效腔,引起家兔用力呼吸。观察此时呼气和吸气时水检压计水柱移动的幅度和数值。

③憋气时胸膜腔内压的变化。分别在吸气末和呼气末用夹子夹闭气管插管。家兔暂时不能吸入或呼出外界空气,处于憋气状态。观察并记录水检压计水柱变化的最大幅度,并注意胸内压是否可以高于大气压。

④人工气胸时胸膜腔内压的变化。沿第7肋骨行走方向切开胸壁皮肤(第7肋骨为胸膜下缘,便于控制切口大小),用止血钳分离肋间肌,造成一长约1cm、贯穿胸壁的创口,使胸膜腔与大气相通,造成气胸。观察呼吸运动、胸膜腔内压的变化,以及肺回缩情况。

【注意事项】

(1)气管插管时应注意止血,管内分泌物清理干净后才能进行插管。

(2)穿刺时,应控制好进针力量,不要插得过猛过深,以免刺破肺和血管。

(3)气胸形成后,迅速封住漏气的创口,并用注射器抽出胸膜腔内空气,可恢复胸膜腔负压状态。

【实验结果】

用文字和数据描述各项目胸膜腔内压值的变化。

思考题

1.平静呼吸时胸膜腔内压与大气压的关系如何? 为什么?

2.什么情况下,胸膜腔内压高于大气压? 其机制如何?

3.气胸后对家兔呼吸运动有哪些影响? 如何紧急处理?

▶ **实验12　各种生理因素对膈神经放电的影响** ⋯⋯⋯⋯⋯⋯⋯⋯⋯⋯⋯

【实验目的】

学习引导在体膈神经放电的记录方法,观察膈神经自发放电与呼吸运动的关系,加深对呼吸中枢的节律性兴奋传出途径的认识。

【实验原理】

脑干呼吸中枢发放的节律性活动信号,通过膈神经和肋间神经下传至膈肌和肋间肌,从而产生节律性呼吸肌舒缩活动,引起呼吸运动。因此,膈神经传出纤维的放电活动可作为反映脑干呼吸中枢活动的一项指标,也能反映体内各种刺激对呼吸运动的影响。

原理拓展

【实验材料】

家兔,生物信号采集处理系统,哺乳动物手术器械,气管插管,神经放电引导电极,压力换能器,兔台,50cm长橡胶管一条,玻璃分针,CO_2气体,20%氨基甲酸乙酯溶液,生理盐水,液状石蜡(加温至38~40℃),尼可刹米注射液。

实验操作流程

【实验方法】

(1)麻醉和固定:20%氨基甲酸乙酯按5ml/kg剂量于兔耳缘静脉注射,待动物麻醉后,取仰卧位固定于兔手术台上。

(2)气管插管和分离迷走神经:剃去颈部被毛,沿颈部正中切开皮肤,仔细分离皮下组织、肌肉,充分暴露并分离气管,进行气管插管,气管插管的一侧与呼吸换能器相连。并分离两侧迷走神经,穿线备用。

(3)分离颈部膈神经:用止血钳在一侧颈外静脉与胸锁乳突肌之间向深处分离,直至见到粗大横行的臂丛神经丛。在臂丛的内侧有一条较细的由颈4、5脊神经分出的如细线般的神经分支,即为膈神经。膈神经横过臂丛神经并和它交叉,向后内侧行走,贴在前斜角肌腹缘表面,与气管平行进入胸腔(图7-4)。用玻璃分针在臂丛上方分离膈神经1~2cm,穿线至外周端(近心脏)备用。

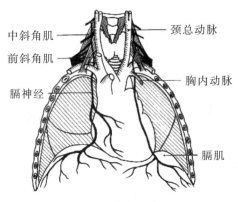

图7-4 家兔膈神经

(4)安置电极:颈部另一侧接地。将皮肤提起做好皮兜,注入37℃液状石蜡保温,防止神经干燥。膈神经放至悬空的引导电极上。注意神经不要触及周围组织。

(5)观察项目

①观察正常呼吸运动与膈神经放电间的关系。将引导电极和呼吸换能器连接到生物信号采集处理系统上,记录膈神经放电和呼吸运动变化。注意放电活动与吸气相的关系(图7-5)。

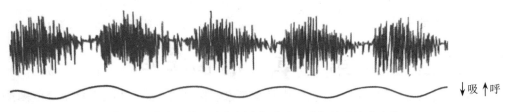

↓吸↑呼

图7-5 家兔膈神经放电(上)与呼吸运动(下)的关系曲线

②增大无效腔对膈神经放电的影响。在气管插管入气端连接一长50cm的胶管增大无效腔,观察其对膈神经放电及呼吸运动的影响。

③吸入气中CO_2浓度增加对膈神经放电的影响。将气管插管通气端与CO_2气袋管口放入一烧杯中,打开气袋开关,使家兔吸入高浓度CO_2,观察膈神经放电及呼吸运动变化。

④尼克刹米对膈神经放电的影响。由耳缘静脉注入5%尼克刹米溶液1ml。观察膈神经放电及呼吸运动变化。

⑤迷走神经对膈神经放电的影响。先切断一侧迷走神经,观察膈神经放电及呼吸运动有何变化;再切断另一侧迷走神经,观察膈神经放电及呼吸运动有何变化。

课外拓展

【注意事项】

(1)分离膈神经时应轻柔、干净,避免过度牵拉神经。

(2)每项观察内容结束后,须待膈神经放电与呼吸运动恢复正常后再进行下一步操作。

(3)保证动物、仪器接地良好。

【实验结果】

记录并描述各种因素下膈神经放电与呼吸运动的变化曲线。

思考题

1.吸入CO_2增多、增加无效腔、注射尼可刹米、切断迷走神经干对呼吸运动的频率、深度和膈神经放电频率、振幅各有何影响? 为什么?

2.本实验结果能否说明膈神经放电与呼吸运动的关系? 为什么?

3.膈神经与迷走神经在肺牵张反射中各起什么作用? 试述肺牵张反射的反射弧及其生理意义。

课后自测　　知识拓展

第八章 消化系统实验

▶ 实验13 胃肠运动的观察

【实验目的】

观察胃肠道的各种形式运动,理解神经和体液因素对胃肠运动的影响。

【实验原理】

哺乳动物胃肠道平滑肌兴奋性较低,收缩缓慢且具有自动节律性。胃肠运动的方式主要为紧张性收缩、容受性舒张、蠕动及分节运动。家兔的胃肠运动活跃且运动形式典型,所以本实验以家兔为观察对象。

原理拓展

整体来说,胃肠运动受神经和体液因素的调节。迷走神经一般对消化活动起兴奋性调节作用,而交感神经兴奋时则产生抑制作用。乙酰胆碱和肾上腺素是影响胃肠运动重要的体液因素。在神经或某些药物的作用下,胃肠平滑肌的活动、运动幅度、频率等发生变化。

【实验材料】

家兔,生物信号采集处理系统,哺乳动物手术器械,兔台,电刺激器,刺激电极,保护电极,注射器,20%氨基甲酸乙酯,1:10000肾上腺素,1:10000乙酰胆碱,阿托品,新斯的明。

【实验方法】

1.麻醉固定

家兔称重,按5ml/kg体重剂量于耳缘静脉注射20%氨基甲酸乙酯溶液,待兔麻醉后,将其仰卧,先后固定四肢及兔头。

2.腹部手术

实验操作流程

剃净腹部被毛,从胸骨剑突下沿腹中线剖开腹壁,暴露肠胃,切口长约10cm。

3.分离膈下迷走神经前支

在膈下食管的末端左侧,分离迷走神经前支,并穿线备用。

4.分离内脏大神经

用温热盐水的纱布将肠推向右侧,在左侧腹后壁肾上腺上方找出左侧内脏大神经,穿线备用。将腹壁皮肤提起做好皮兜,并注入37℃生理盐水。切口周围用温热盐水纱布围裹,防止热量散失和干燥。

5.连接仪器

将张力换能器固定在胃肠壁上。

6.观察项目

(1)观察正常情况下,胃肠运动形式和紧张度(胃肠蠕动的频率、行走方向和起源)。

(2)用串刺激(波宽0.2ms、刺激强度为5V、刺激频率为10~20Hz)刺激内脏大神经1~3min,观察胃肠运动变化。

(3)以同样的电刺激方式刺激膈下迷走神经1~3min,观察胃肠运动变化。

(4)耳缘静脉注射1:10000肾上腺素0.5ml(或滴注在胃壁和小肠上),观察胃肠运动变化。

(5)耳缘静脉注射1:10000乙酰胆碱0.5ml(或滴注在胃壁和小肠上),观察胃肠运动变化。

(6)耳缘静脉注射1g/L新斯的明0.2~0.3ml(或滴注在胃壁和小肠上),观察胃肠运动变化。

(7)耳缘静脉注射1g/L阿托品0.5ml(或滴注在胃壁和小肠上),观察胃肠运动变化。

【注意事项】

(1)家兔麻醉不宜过深,否则会导致实验现象不明显。

(2)手术时动作应轻柔,不可过度牵拉肠胃。

(3)为了避免胃肠因暴露时间过长,引起腹腔内温度下降和表面干燥而影响胃肠运动,应随时用温热的生理盐水湿润胃肠。

(4)每完成一项指标后,应间隔数分钟再进行下一个项目的观察。

【实验结果】

整理出一套完整的平滑肌收缩变化曲线图,并加以标注;以表格方式记录各项处理前后平滑肌收缩幅度变化及胃肠蠕动频率、方向。

思考题

1.正常情况下,胃肠运动的形式有哪些?其产生机制和生理作用如何?

2.电刺激膈下迷走神经或内脏大神经,胃肠运动有何变化?为什么?

3.阐述新斯的明影响胃肠运动的机制。

▶ 实验 14　离体小肠平滑肌的生理特性

【实验目的】

学习离体小肠平滑肌标本的制备和灌流方法,观察小肠平滑肌的自律性收缩及不同因素对小肠收缩的影响,理解其原理。

【实验原理】

哺乳动物的消化道平滑肌具有兴奋性、传导性和收缩性,这是与其他肌肉组织共有的特性。它又具有自身的特点;即兴奋性较低,收缩缓慢,富有伸展性,具有紧张性、自动节律性,对化学、温度和机械牵张刺激较敏感,对电刺激不敏感,受温度、药物和pH值的影响,其活动状态可发生改变。给离体肠肌以接近在体情况的适宜环境,消化道平滑肌仍可保持良好的生理特性。

原理拓展

肾上腺素及交感神经末梢释放的神经递质去甲肾上腺素可抑制胃肠运动。内脏大神经的多数神经末梢释放去甲肾上腺素,可通过减慢胃肠基本电节律的频率和传播速度,抑制胃肠运动,使胃肠平滑肌收缩减弱。此外,副交感神经末梢释放的神经递质乙酰胆碱及抗胆碱酯酶药新斯的明等,能增强胃肠运动,而M受体阻断剂阿托品则抑制胃肠运动。

【实验材料】

豚鼠或家兔,生物信号采集处理系统,哺乳类动物手术器械,麦氏浴槽,超级恒温器,张力换能器,定量移液器,台氏液,95%O_2和5%CO_2混合气体,1:10000肾上腺素,1:10000乙酰胆碱,1:10000阿托品,1mol/L盐酸溶液,1mol/L氢氧化钠溶液,1%氯化钙溶液。

【实验方法】

1.离体肠肌灌流装置的准备

麦氏浴槽中加入固定量的台氏液(图8-1),保持麦氏浴槽内温度稳定在37±0.5℃。麦氏浴槽内通95%O_2和5%CO_2混合气体,使逸出气泡细小而均匀。

实验操作流程

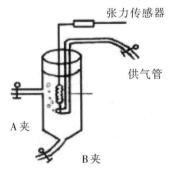

图 8-1　离体肠肌灌流示意图

第九章 泌尿系统实验

▶ 实验15 家兔泌尿功能的测定

【实验目的】

学习肾功能的检测方法,理解血清尿素氮、尿蛋白、酚红排泄率的测定原理及其生理意义。

【实验原理】

肾脏是机体最重要的排泄器官,其主要功能之一是泌尿。肾脏生成尿液要经过肾小球滤过、肾小管的排泄和重吸收,三者是互相联系、互相影响的。

原理拓展

肾小球滤过功能检查包括肾小球滤过率、血肌酐及血尿素氮的测定;肾小管功能检查包括酚红排泄试验、尿比重、尿渗透压、尿浓缩、稀释试验、自由水清除率、肾小管重吸收功能和尿酶的检查等。感染、肾血管病变、代谢异常、先天性疾病、全身循环和代谢性疾病、药物及毒素对肾脏的损害,均可影响肾功能,主要表现为肾功能检查指标的异常,在临床诊断和治疗上具有重要的意义。

【实验材料】

家兔,生物信号采集系统,哺乳动物手术器械,20%氨基甲酸乙酯溶液,生理盐水,5%醋酸溶液,0.6%酚红,10%氢氧化钠溶液,20%葡萄糖溶液,尿素氮标准储备液,二乙酰一肟,浓磷酸,浓硫酸。

【实验方法】

(1)家兔分为两组,一组为正常组,另一组为肾损伤组。

(2)麻醉固定:两组家兔分别称重后,按5ml/kg体重剂量于耳缘静脉注射20%氨基甲酸乙酯溶液,待兔麻醉后,将其仰卧,先后固定四肢及兔头。

实验操作流程

(3)肾损伤组家兔,打开腹腔,寻找并结扎右侧肾动脉后,切除右肾。

(4)颈部手术:进行左颈总动脉插管术(方法见实验9),以收集家兔血液。

（5）腹部手术：进行膀胱插管术（方法见第三章腹部手术），用于收集尿液。

尿蛋白原理拓展

（6）尿蛋白测定：取 2~3ml 尿液滴于试管中，用酒精灯加热至沸腾。若有混浊，加入 5% 醋酸溶液 3~5 滴，煮沸后立即观察，通过混浊程度判断尿蛋白的含量，并比较两组家兔尿蛋白的差别。若尿液变清，是尿中尿酸盐所致；若混浊加重，则表示尿中有蛋白质。判断标准：①"—"尿液清晰不浑浊；②"+"尿液出现轻度白色混浊（含蛋白质 0.1~0.5g/L）；③"++"尿液稀薄乳样混浊（含蛋白质 0.5~2.0g/L）；④"+++"尿液乳浊或有少量絮片存在（含蛋白质 2~5g/L）⑤"++++"尿液出现絮状混浊（含蛋白质 > 5g/L）。

（7）尿液镜检：取少量尿液滴于载玻片上，镜下观察细胞及管型。细胞至少检查 10 个高倍视野，用均数±标准差表示，用 t 检验统计分析。比较两组家兔尿检情况。

管型原理拓展

（8）肾功能检查

经动脉插管处取血 2~3ml，待凝固后，离心 3000r/min，5~10min，吸取血清移入干净试管中用来测定血清尿素氮，比较两组家兔血清尿素氮水平。

（9）酚红排泄（PSP）试验

①家兔耳缘静脉注射 0.6% 酚红溶液 0.5ml，并开始计时，然后从耳缘静脉注射 20% 葡萄糖溶液 30ml/kg，以产生利尿作用。

PSP试验原理拓展

②此后收集 30min 尿液（包括在膀胱中最后抽取的尿液），加入 10% 氢氧化钠溶液 10ml，并加水至 500ml。搅拌均匀后从中取出 10ml 溶液置于试管中，与一系列不同酚红浓度的标准管比较，记录尿中酚红排泄率。比较两组家兔尿中酚红排泄率的差别。

③标准管的配制如表9-1所示。

表9-1　不同浓度酚红标准液的配制

试管号	1	2	3	4	5	6	7	8	9	10
0.6%酚红溶液(ml)	0.5	1.0	1.5	2.0	2.5	3.0	3.5	4.0	4.5	5.0
10%氢氧化钠溶液(ml)	9.5	9.0	8.5	8.0	7.5	7.0	6.5	6.0	5.5	5.0
标准浓度(g/L)	50	100	150	200	250	300	350	400	450	500

【注意事项】

（1）实验前家兔应喂食大量清水和青菜。

（2）煮沸及冷却时间应准确，否则颜色反应不准确。

（3）正常家兔血清尿素氮 140~200mg/L，急性肾损伤兔血清尿素氮较正常值高 1~2 倍。

【附注】

1.血清尿素氮测定

（1）试剂配制

原理拓展

①二乙酰一肟（DAM-TSC）溶液：称取二乙酰一肟600mg，硫氨脲30mg，用蒸馏水溶解并冷却，再加蒸馏水至100ml。

②酸混合液：浓磷酸35ml，浓硫酸80ml，缓慢滴加于800ml水中，冷却后加蒸馏水至1000ml。

③尿素氮标准储备液（1mg/ml）：称取分析纯尿素2.143g，加0.01mol/L硫酸溶解至1000ml。

④尿素氮标准应用液Ⅰ（2.5×10^{-5}mg/L）：吸取尿素氮标准储备液2.5ml，加0.01mol/L硫酸溶解至100ml。

⑤尿素氮标准应用液Ⅱ（0.5×10^{-5}mg/L）：吸取尿素氮标准应用液Ⅰ 20ml，加0.01mol/L硫酸溶解至100ml。

（2）按表9-2所示，分别在空白管、标准管，测定管A和测定管B中按顺序加入各种试剂，混匀，然后置于沸水锅中准确计时煮沸10min，置流水中冷却3min后比色，用520nm波长比色，以空白管调零。

表9-2 血清尿素氮测定

试剂或样品(ml)	空白管	标准管	测定管A	测定管B
血清（ml）			0.02	0.02
尿素氮标准应用液Ⅱ（ml）		0.1		
蒸馏水	0.5	0.4	0.48	0.48
DAM-TSC溶液	0.5	0.5	0.5	0.5
酸混合液	4.0	4.0	4.0	4.0

注：测定管A为正常家兔血清，B为肾损伤家兔血清。

思考题

1.静脉注射酚红，酚红经什么方式出现在尿液中？记录出现时间有什么生物学意义？

2.试分析血清尿素氮测定为什么可以作为肾功能评价指标？

课后自测　　知识拓展

第三篇

人体生理实验

第十章 人体生理实验

▶ 实验1 不同刺激强度和频率对人体骨骼肌收缩的影响

【实验目的】

学习人体神经-肌肉实验的电刺激方法及肌肉收缩的记录方法。记录并测量不同刺激强度和刺激频率对肌肉收缩的影响。加深对阈强度、最大刺激强度、单收缩、不完全强直收缩、完全强直收缩等概念的理解。

【实验原理】

肌肉、神经组织作为可兴奋组织，接受一定的刺激后可产生兴奋。神经兴奋可引起受其支配的肌肉兴奋，表现为收缩。因此，观察肌肉是否收缩可作为判断它是否兴奋的标准。刺激神经是否能够引起肌肉收缩与刺激强度的大小有关。阈下刺激不能引起肌肉收缩；引起肌肉发生收缩反应的最小刺激强度称为阈强度。当刺激强度增大到某一数值时，肌肉的收缩反应不再增大。这种能引起肌肉发生最大收缩反应的刺激强度称为最大（适）刺激强度。

原理拓展

神经系统控制肌肉收缩还可通过改变冲动发放频率来实现。若给予神经一定频率的连续刺激，肌肉收缩会发生总和，使肌张力明显增高。当肌肉受到一次短促刺激、发生一次动作电位时，仅出现一次短暂的收缩和舒张，这种收缩形式称为单收缩。记录的收缩曲线呈现完整的收缩期和舒张期。若后一刺激落在前一刺激引起的肌肉收缩的舒张期内，则肌肉尚未完全舒张又可产生新的收缩，这种收缩形式称为不完全强直收缩，记录的收缩曲线呈现锯齿状。当后一刺激落在前一刺激引起的肌肉收缩的收缩期内，则肌肉收缩尚未结束就又开始新的收缩，这种收缩形式称为完全性强直收缩，记录的收缩曲线平滑而连续。在等长收缩条件下，完全强直收缩所产生的张力可达单收缩的3~4倍。生理条件下，骨骼肌的收缩几乎都是强直收缩。因此，本次实验用电刺激人体前臂正中神经，记录正中神经支配的拇指、食指或中指肌肉的收缩反应，观察刺激强度、频率与人体肌肉反应的关系。

【实验材料】

实验操作流程

成年受试者、泰盟HPS-101人体生理实验教学系统(BL-420N生物信号采集分析系统、指力传感器,人体神经肌肉刺激器,刺激电极)、医用酒精、生理盐水。

【实验方法】

(1)仪器连接:将指力传感器接入BL-420N的CH1通道,将人体神经肌肉刺激器接入BL-420N的刺激输出口,另一端接入刺激电极(图10-1)。

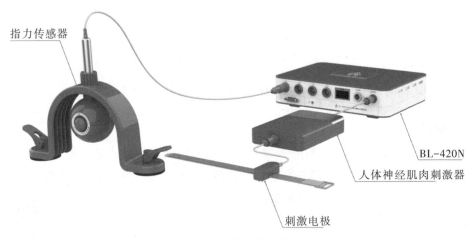

图 10-1　仪器连接示意图

(2)受试者取下所佩戴的金属物品,手臂自然平放于桌面上,用棉签蘸取医用酒精擦拭手腕内侧皮肤。用棉签蘸取生理盐水涂抹于刺激电极上。

(3)启动HPS-101软件,选择"神经-肌肉实验"→"刺激强度与人体肌肉反应的关系",长按刺激电极上电源键,听到"嘀"声后松开。此时刺激器指示灯显示绿色常亮,表示刺激器已启动。

(4)寻找人正中神经刺激位置(图10-2),将刺激电极初步放置于前臂距离腕横纹6cm内的地方。在软件中调设初始刺激强度为4mA,勾选"连续",启动刺激,不断调整电极位置直到手指出现明显的收缩反应(图10-3)。确定刺激位置后,用绑带固定刺激电极。

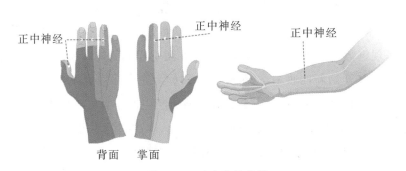

图 10-2　正中神经位置

（5）将指力传感器底部固定在桌面上，手掌置于指力传感器下保持放松，拧松支架顶端旋钮，调节传感器高度，使被测手拇指、食指或中指刚好轻轻搭在指力传感器感应处。保证其他手指自然放松，不与按键接触（图10-4）。

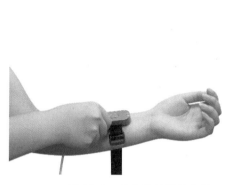
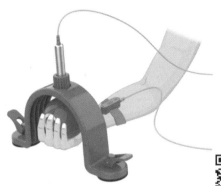

图10-3　正中神经刺激位置　　　　　图10-4　指力传感器与手

掌位置

实验视频

6.观察项目

（1）设定初始刺激强度为1mA，刺激强度增量为0.5mA，启动刺激，观察刺激强度与肌肉收缩的关系（图10-5），找出阈强度、最大（适）刺激强度，测量不同刺激强度所引起的肌肉收缩力大小。重复刺激直至连续3~4个肌肉收缩曲线幅度不再随强度增高为止。

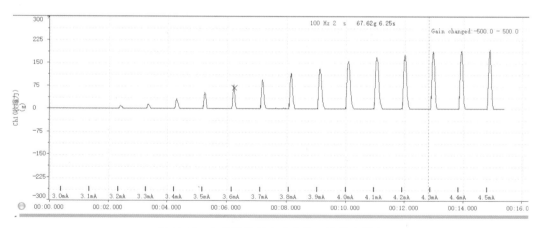

图10-5　改变刺激强度对骨骼肌收缩的影响

（2）刺激强度固定为最大刺激强度，刺激频率为1Hz，脉冲个数为3个，频率增量为5Hz，脉冲增量为2个。启动刺激，观察刺激频率与肌肉收缩的关系（图10-6）。找出第一个出现单收缩、不完全强直收缩、完全强直收缩的收缩波形，读出对应的刺激频率值。

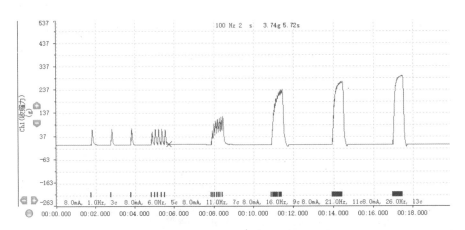

图 10-6　刺激频率改变对骨骼肌收缩的影响

【注意事项】

（1）有周围神经病变症状或体征者、出血或有血栓性栓塞危险病患者、安装起搏器者、心脏病患者、感觉缺失病患者、癫痫病患者、孕妇不能作为受试者进行该实验，肥胖受试者不建议作为受试者进行该实验。

（2）电极安放时，应对电极施加中等程度的压力，使电极和皮肤表面接触良好。

（3）电刺激会使人产生一定的疼痛感，建议逐渐增大刺激强度，使受试者有一定的适应过程。

【实验结果】

整理一套刺激强度、刺激频率与人体肌肉反应关系的曲线图，并加以标注；以表格的方式记录不同刺激强度引起的肌肉收缩力大小。

> 思考题
>
> 1.在刺激强度达到阈强度后继续增加刺激强度，实验波形有什么变化？为什么？
>
> 2.试述骨骼肌发生单收缩、不完全强直收缩、完全强直收缩的条件？
>
> 3.对于同一块骨骼肌，其单收缩、不完全强直收缩、完全强直收缩的幅度是否相同？为什么？有何意义？
>
>
>
> 课外拓展

▶ **实验2　人体 ABO 血型鉴定与交叉配血试验**

【实验目的】

学习血型测定和交叉配血的原理，理解 ABO 血型系统和输血的原则。

【实验原理】

ABO血型系统以红细胞表面A、B抗原的有无及种类分型。不同血型的血清中不含有与自身红细胞抗原相对应的抗体。血清中的抗体与红细胞膜上相应抗原结合,发生特异性红细胞凝集反应。因此,可用已知标准血清中的抗体去测定受检者红细胞膜上未知的抗原,根据是否发生红细胞凝集反应来确定血型。

与人类输血关系最密切的是ABO血型系统,其次是Rh血型系统。由于各类血型还存在亚型,情况较复杂,故现在输血除要求ABO同型外,在输血前,受血者和供血者的血清和红细胞之间还必须进行交叉配血试验,两方面均不发生凝集反应时,方可输血。

交叉配血试验包括主侧和次侧两部分。前者用受血者血清与供血者红细胞配合试验,以发现受血者血清中是否含有与供血者红细胞对应的抗体,又称直接配合或主侧配合;后者则用供血者血清与受血者红细胞配合试验,以发现供血者血清中是否有不合抗体,又称间接配合或次侧配合。

【实验材料】

成年受试者,75%酒精,A型标准血清(含抗B抗体),B型标准血清(含抗A抗体),生理盐水,供血者血清,受血者血清,供血者的2%红细胞悬液,受血者的2%红细胞悬液,显微镜,离心机,采血针,棉球,玻片,牙签,小试管,尖嘴滴管,试管架,记号笔等。

【实验方法】

1.ABO血型测定

(1)取干净玻片一片,用记号笔在两端分别注明A、B字样。在A端、B端中央分别滴入A型和B型标准血清各1滴。受试者指端酒精消毒后,用采血针刺破皮肤,分别用牙签刮取1~2滴血,分别与A型和B型标准血清混匀。放置1~2min后用肉眼观察有无凝集现象,肉眼不易分辨者用低倍显微镜观察,根据有无凝集现象判定血型(图10-7)。

实验操作流程

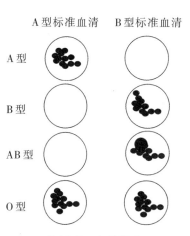

图10-7　血型鉴定

（2）报告自己的血型并描述判断依据,统计全班的各血型比例。

2.交叉配血实验

（1）准备好受血者和献血者的血样。抽取静脉血3~4ml（操作中小心防止红细胞破损）,放入一新试管中,将试管标为血清管。将注射器中余下的少量血液配成2%红细胞生理盐水悬液,放入另一新试管中标为红细胞悬液管。以上标本有效期为3天。

（2）用生理盐水分别配制受血者和献血者2%的红细胞盐水悬液。首先全血离心（1000r/min、10min,离心后加生理盐水,混匀,再离心,可重复这个步骤,直至离心后上清液透亮）制备压积红细胞,再取1滴压积红细胞和9滴生理盐水混匀,配制为10%的红细胞悬液。取此悬液2滴,加生理盐水8滴,混匀,配制2%的红细胞悬液。

（3）主侧试管加受血者血清0.5ml,献血者红细胞盐水悬液0.5ml。

（4）次侧试管加献血者血清0.5ml,受血者红细胞盐水悬液0.5ml（图10-8）。

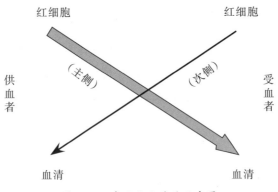

图10-8　交叉配血试验示意图

（5）混匀后,根据所用交叉配血方式,如酶技术配血法,可在37℃水浴箱孵育1h后,直接观察有无凝集或溶血;若选用盐水介质等方法,则需1000r/min离心1min。

（6）观察项目。如试管内红细胞均匀混浊、无颗粒出现（即无凝集）,上清液呈正常血清状颜色,为交叉配血试验相合。如上清液呈红色颗粒状（即有溶血现象）,红细胞成块（即为凝集现象）,为交叉配血试验不相合。

【注意事项】

（1）操作过程中采血过程必须严格消毒,以防感染。

（2）结果判断必须先肉眼观察,再进行显微镜观察。注意观察弱凝集和排除非特异性凝集。

【实验结果】

以表格方式统计全班ABO血型比例,并以文字简要描述交叉配血情况。

思考题

1. 简述 ABO 血型的分类标准和血型鉴定原理。

2. 根据自己的血型,说明你可以给哪种血型的人输血? 可以接受哪种血型人的血液?

3. 描述交叉配血试验不同结果的输血原则及注意事项。

课外拓展

▶ 实验3　人体心电图的测定

【实验目的】

学习人体心电图的描记方法,辨认正常心电图波形并理解其生理意义,学习心电图波形的测量和分析方法。

【实验原理】

正常人体心电变化早于心脏收缩之前,由心脏的起搏点窦房结开始,按一定途径和时程,依次传向心房和心室传导,引起整个心脏的兴奋。因此,每一心动周期内,心脏各部分兴奋过程中的电变化及其时间顺序、方向和途径等,都有一定的规律。人体是一个容积导体,心脏各部分兴奋时产生的生物电变化,通过心脏周围的导电组织和体液传导到体表,如在体表一定部位安置测量电极,即可引导出心脏兴奋过程中所发生的电变化,即心电图(electrocardiogram,ECG)。

原理拓展

在人体不同部位放置电极,通过导联线与心电图机电流计的正负极相连,这种记录心电图的电路连接方法称为心电图导联。临床上通常使用12个导联进行记录,包括6个肢体导联(Ⅰ、Ⅱ、Ⅲ、aVR、aVL、aVF)和6个胸导联(V1~V6)。肢体导联包括标准双极导联(Ⅰ、Ⅱ和Ⅲ)和单极加压V导联(aVR、aVL和aVF)。双极导联因记录两极间的电压差别而命名。

心电图反映心脏兴奋的产生、传播及恢复过程中规律性的生物电变化,与心脏的机械收缩活动无直接关系。心电图对心脏起搏点的分析、传导功能的判断以及心律失常、房室肥大、心肌损伤的诊断具有重要价值。

【实验材料】

成年受试者,泰盟 HPS-101 人体生理实验教学系统(BL-420N 生物信号采集与分析系统,全导联心电线,心电肢夹,吸球电极),生理盐水,医用酒精。

【实验方法】

(1)受试者平躺在检查床上,放松肌肉。手腕、脚踝和胸前区皮肤用酒精脱脂,涂抹少许生理盐水。

实验操作流程

（2）肢体导联电极安放：心电夹夹在志愿者手腕、足踝处。导电片与肢体内侧皮肤相接触。导联电极的位置：右手腕连红色，左手腕连黄色，左足踝连绿色，右足踝连黑色（接地）。

（3）胸导联电极安放：吸球电极放置在胸前不同部位。V1放于胸骨右缘第四肋间，V2放于胸骨左缘第四肋间，V4放于左锁骨中线第五肋间，V3放于V2和V4连线的中点，V5放于左腋前线第五肋间，V6放于左腋中线第五肋间（图10-9）。

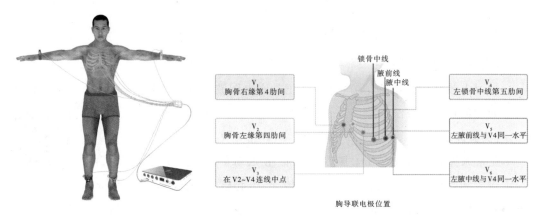

图10-9　心前导联的电极安置部位

（4）启动HPS-101软件，选择"循环系统"实验里面的"人体心电图描记"项目。

（5）观察项目

①全导联心电记录。描记标准肢体导联 Ⅰ、Ⅱ、Ⅲ和加压单极肢体导联 aVR、aVL、aVF 及胸导联 $V_1 \sim V_6$ 的心电图。在心电图记录纸上注明各导联名称，受试者姓名、性别、年龄及记录日期。

②辨认各导联波形，找出 Ⅱ 导联波形，辨认出 P 波、QRS 波群、T 波，并根据波的起点测定 PR 间期、QT 间期和 ST 段（图10-10）。

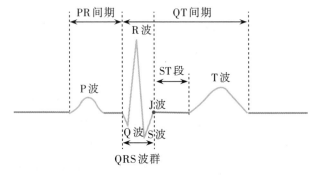

图10-10　心电图各波段示意图

（3）测定Ⅱ导联中P波、QRS波群、T波的振幅和时程，并测量PR间期和QT间期的时程。

（4）心率的测定。利用公式：心率（次/min）=60/R-R间期（s）。测量相邻两个心动周期中的P波与P波的间隔时间，计算心率水平。正常成年人窦性心律的心率为60~100次/min。

（5）心律的分析。心律的分析包括：①主导节律的判定；②心律是否规则整齐；③有无期前收缩或异位节律出现。窦性心律的心电图表现：P波在Ⅱ导联直立，aVR导联中倒置；PR间期在0.12s以上等。如果心电图中最大PP间期（PP_{max}）和最小PP间期（PP_{min}）相差在0.12s以上，称为窦性心律不齐。

【注意事项】

（1）受试者保持安静放松，避免寒冷产生肌电干扰。

（2）测量波幅幅值时，向上波应测量基线上缘至波峰顶点距离，向下波为基线下缘至谷底距离。

【实验结果】

整理一套正常Ⅱ导联心电图的图形，并加以标注；以表格方式记录各波振幅、时程等相关数据；以文字简要描述该心电图测量结果。

思考题

1.描述心电图和导联的概念，临床上常用的导联有哪些？

2.描述正常心电图各波及间期的生理意义。

3.试述心室肌细胞动作电位与心电图的各波的时间关系。

课外拓展

▶ **实验4 人体心音的听诊和心音图的记录**

【实验目的】

学习心音听诊的方法，掌握第一心音、第二心音的特点；加深对心音产生原理的理解，为临床心音听诊奠定基础。

【实验原理】

在心动周期中，心肌收缩、瓣膜启闭、血液流速改变形成的湍流和血流撞击心室壁和大动脉壁引起的振动都可通过周围组织传递到胸壁，用听诊器可在胸部某些部位听到相应的声音，即为心音。正常人在一次心搏过程中可产生四个心音，即第一、第二、第三和第四心音。将听诊器置于心前区胸壁上，通常可在每一个心动周期中听到两个心音，即第一、第二心音,在某些青年人和健康儿童可听到第三心音。某些病理情况会造成心音发生异常或产生杂音。因此,听取心音对于心脏疾病的诊断有一定意义。

第一心音由房室瓣关闭触发,标志着心室收缩的开始,在心尖搏动处(左第五肋间锁骨中线)听诊最为清楚。其特点是音调较低,持续时间较长。第二心音标志着心室舒张期的开始,在胸骨右、左旁第二肋间(即主动脉瓣和肺动脉瓣听诊区)听诊最为清楚。其特点是频率较高,持续时间较短。

【实验材料】

成人受试者,听诊器,泰盟HPS-101人体生理实验教学系统(BL-420N生物信号采集与分析系统,心音换能器,心电电极,信号输入线)。

【实验方法】

(1)将心音换能器连入BL-420N硬件的CH1通道,将信号输入线连入BL-420N硬件的CH2通道。

实验操作流程

(2)启动HPS-101软件,选择"循环系统"开始实验。

(3)受试者平卧在检查床上,解开上衣。检查者站在床右侧,肉眼观察(或用手触诊)受试者心尖搏动的位置与范围。

(4)检查者戴好听诊器,参照图10-11确定听诊部位。按如下顺序进行听诊:二尖瓣区→主动脉瓣区→肺动脉瓣区→三尖瓣区。

听诊器的使用

二尖瓣区:左锁骨中线第五肋间稍内侧(心尖部)。

主动脉瓣区:胸骨右缘第二肋间。胸骨左缘第三肋间为主动脉瓣第二听诊区(又称第五点),主动脉瓣关闭不全时可在该处听到杂音。

肺动脉瓣区:胸骨左缘第二肋间。

三尖瓣区:胸骨右缘第四肋间或胸骨剑突下。

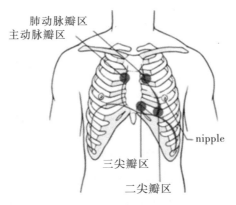

图10-11 心音听诊位置

（5）在手腕、脚踝安放好心电电极，于二尖瓣听诊区安放心音换能器，连接系统并记录心音图。

（6）观察项目

①按听诊顺序依次听诊，分析各听诊区的特点。

②判断心音节律是否整齐。

③区分两个心音。

听诊器置于心尖波动最强点，仔细区分两个心音，测量收缩期、舒张期时程，注意心音的响度和音调、持续时间、时间间隔等。若难以分辨两个心音，听诊时可用手指触摸心尖搏动或颈动脉搏动。心音与心尖搏动或颈动脉搏动在时间上有一定关系，利用这种关系，有助心音的辨别。

④测量收缩期、舒张期时程。测量从第一心音开始到第二心音开始的时间，即为收缩期时程。第二心音开始到下一个第一心音开始的时间，即为舒张期时程。同时在心音图上测量第一心音起点至第二心音起点的时间差，即为收缩期时程。

⑤听诊法测心率。听诊器置于二尖瓣听诊区，记录1min的心跳次数。

【注意事项】

（1）室内务必保持安静。

（2）检查听诊器的管道系统是否通畅。硅胶管切勿与其他物体摩擦，以免发生摩擦音影响听诊。

（3）如呼吸音影响心音听诊，可令受试者暂停呼吸。

【实验结果】

整理一套心音图的曲线，并加以标注，以文字简要描述心音情况以及收缩期、舒张期时程。

【思考题】

1.心音听诊区是否在各瓣膜的解剖位置？

2.同一听诊部位的第一心音、第二心音有什么区别？

3.阐述心音与心脏泵血过程的关系。

课外拓展

▶ 实验5　运动、体位改变对人体动脉血压的影响

【实验目的】

学习人体动脉血压的间接测量方法，观察运动、体位改变对人体动脉血压的影响，理解不同生理条件下心血管活动的调节机制。

【实验原理】

人体血压的测量常采用间接测量上臂肱动脉的血压。即用血压计的袖带在肱动脉加压,使动脉血流发生湍流产生柯氏音(Korotkoff音),再根据血管音的变化来测量血压。通常血液在血管内连续流动时没有声音,袖带打气加压阻断肱动脉血流时,听诊器听不见声音,缓慢放气,当袖带压力小于收缩压的一瞬间,用听诊器可以听到湍流形成柯氏音,显示数值即为收缩压。继续缓慢放气,动脉搏动声音持续,当袖带压力刚低于舒张压的一瞬间,血流由断续变为连续,声音突然由强变弱并迅速消失,此时显示数值即为舒张压。

原理拓展

正常生理情况下,人体体位改变、运动、呼吸、温度及大脑的思维活动等因素均可对血压产生一定影响。人或哺乳动物通过神经和体液调节保持血压的相对稳定。

【实验材料】

成年受试者,血压计,听诊器,泰盟HPS-101人体生理实验教学系统(BL-420N生物信号采集与分析系统,人体血压换能器),功率单车。

【实验方法】

1.传统水银计法测量血压、脉搏

(1)受试者取端坐位,静坐5min以上。打开血压计,将袖带内空气排净。

实验操作流程

(2)前臂伸平置于桌上,保持上臂中心部与心脏齐平。将袖带缠绕在距离肘窝上方2cm处,松紧度适宜,以能插入两指为宜。

(3)在肘窝处靠近内侧触及肱动脉搏动,将听诊器胸件放于其上。

(4)通过检测Korotkoff音来测量收缩压/舒张压的大小。向袖袋内充气,一般充至180mmHg左右。缓慢放气,直到听诊器里Korotkoff音突然出现。收缩压即为第一次听到声音时对应的压力值。继续缓慢放气,听诊器里持续有声音出现,当声音突然消失时,对应的压力值为舒张压。

(5)将袖带内空气彻底放尽。重复2~3次,取平均值。

(6)测量结束,水银计右倾45°,关闭阀门。将袖带放进盒内,关闭水银计盒。

(7)测脉搏数:测15s脉搏数乘以4即为每分钟的脉搏。

2.人体生理实验教学系统无线测量血压

(1)将无线信号接收器接入BL-420N生物信号采集与分析系统,接收器指示灯常亮起,表明BL-420N对其识别成功。

实验操作流程

(2)将电子血压测量仪袖套缠绕在距离肘窝上方2cm处,按一下电子血压测量仪袖套上"电源键",袖带开始充气加压,自动测量血压,电脑显示收缩压/舒张压值。

3.观察项目

(1)测定安静坐位状态下血压、心率

受试者左上臂缠上袖带,安静环境下,每隔10min测量血压、脉搏各一次,测3次,取平均值。

(2)测定左右手臂的血压

受试者取坐姿位,前臂平放于桌面上,保持与心脏位置齐平,分别测量左右手血压。

(3)测手臂不同位置对血压的影响

手臂与心脏平齐:受试者平躺在检查床上,手臂平放,与心脏位置齐平,测量血压;

手臂高于心脏:受试者平躺床上,手臂上举,使测量位置高于心脏,测量血压;

手臂低于心脏:受试者平躺床上,手臂自然下垂,使测量位置低于心脏,测量血压。

(4)体位改变对血压的影响

坐位血压:受试者取坐姿,前臂平放于桌面上,与心脏位置齐水平,测量血压;

仰卧位血压:受试者平躺于检查床上,手臂平放,与心脏位置齐水平,测量血压;

下蹲位血压:受试者蹲下,注意保持身体平衡,2min后,测量血压。

(5)运动对血压的影响

运动前血压:受试者骑上功率单车,保持骑行姿势但不进行运动,测量血压;

运动后血压:受试者进行骑车运动,男性阻力挡位设为3,女性设为1,时速保持在60r/min,持续骑行5min。运动结束后,保持骑行姿势不动,测量血压。

【注意事项】

(1)实验过程中,应尽量避免外界环境、情绪等因素对受试者的影响。

(2)测量之间应间隔1~2min,以免长时间压迫上肢血管导致测量数据不准确。

【实验结果】

以表格方式记录各种生理条件下人体动脉收缩压和舒张压的数据,以平均值±标准差表示。

[思考题]

1.左、右手臂测得的动脉血压数值相同吗?如果不同,哪一手臂血压更高?

2.运动前后,受试者血压出现了怎样的变化?请分析原因。

3.讨论手臂不同位置对血压产生的影响及可能的原因。

4.分析体位改变后血压变化的情况及具体原理。

课外拓展

▶ 实验6 人体呼吸运动的测定及其影响因素

【实验目的】

掌握人体呼吸运动的记录方法,观察通气过度、增大无效腔、运动等生理因素对呼吸运动的影响。

【实验原理】

原理拓展

呼吸肌通过收缩与舒张引起的胸廓扩大和缩小,称为呼吸运动,包括吸气运动和呼气运动。主要的吸气肌有膈肌和肋间外肌,主要的呼气肌有肋间内肌和腹肌。此外,还有一些辅助吸气肌,如斜角肌、胸锁乳突肌和背阔肌等。

平静呼吸是指安静状态下的呼吸运动。吸气时,膈肌收缩使隆起的穹隆顶下移,从而增大胸腔的上下径。与此同时,肋间外肌收缩,肋骨沿肋脊关节旋转轴上提并向外侧翻转,胸骨也随之推向前上,使胸腔前后、左右径扩大。呼气时,吸气肌舒张,胸廓缩小。因此,呼吸时通过胸廓大小的变化可记录呼吸运动的强弱。

呼吸运动是一种节律性的活动,其幅度和频率随内外环境的改变而变化。这些都是依靠神经系统的调节来实现的。

【实验材料】

成年受试者,泰盟HPS-101人体生理实验教学系统(BL-420N生物信号采集与分析系统,围带式呼吸换能器,呼吸面罩,无效腔管),功率单车,30cm×20cm保鲜袋。

【实验方法】

(1)将围带式呼吸换能器接入BL-420N硬件的CH1通道。

实验操作流程

(2)将围带式呼吸换能器绑定在受试者胸大肌呼吸明显处,松紧度以传感器上指示灯变为绿色时为宜(图10-12)。

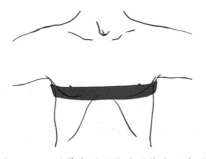

图10-12 围带式呼吸换能器绑定示意图

(3)启动HPS-101软件,选择"呼吸系统"实验里面对应的项目,开始实验。

（4）观察项目

①正常呼吸运动的测定。受试者站立，自然呼吸状态，避免有意识地刻意控制呼吸。连续记录1min数据，保存呼吸曲线，同时测量呼吸频率、吸气和呼气时程和幅度。

②通气过度对呼吸运动的影响。受试者站立，做快速深呼吸运动持续30s，停止深呼吸后，记录1min呼吸曲线。比较深呼吸前后的各项呼吸指标的变化。

③增大无效腔对呼吸运动的影响。受试者手持一个连接无效腔管的呼吸面罩，面罩紧扣在口鼻部位，保持四周不漏气，记录1min呼吸曲线。比较增大无效腔前后的各项呼吸指标的变化。

④再呼吸对呼吸运动的影响。受试者拿一个30cm×20cm保鲜袋，将保鲜袋与呼吸面罩出气口相连（图10-13）。受试者向呼吸面罩中吹气，使保鲜袋充分鼓起来后，立即手持呼吸面罩紧贴口鼻，持续呼吸袋子里的空气，记录再呼吸后的呼吸曲线。比较再呼吸前后的各项呼吸指标的变化。

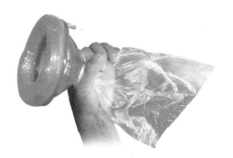

图10-13 再呼吸示意图

⑤运动对呼吸运动的影响。受试者骑上功率单车，将阻力调至中等阻力（单车4~6挡位），尽力做蹬车运动，时速保持60r/min，持续10min停止运动。记录1min呼吸曲线，比较运动前后的呼吸各项指标的变化。

【注意事项】

（1）受试者尽量贴身缠上呼吸围带。

（2）实验过程中受试者应避免有意识地控制呼吸，保持正常呼吸状态，否则会影响实验结果。

【实验结果】

以表格方式记录不同因素下呼吸各项指标变化的情况；整理一套不同因素对人体呼吸运动影响的曲线图，并加以标注。

思考题

1.结合记录的呼吸曲线,描述平静呼吸运动的产生机制。

2.论述通气过度、增大无效腔、再呼吸等因素对呼吸运动的影响及可能机制。

3.比较运动前后呼吸运动如何变化,分析其原因。

课外拓展

课后自测　　知识拓展

第四篇

综合性实验

第十一章 综合性实验

▶ 实验1 家兔尿生成的影响因素

【实验目的】

学习家兔膀胱插管术、尿量记录和尿糖鉴定等实验技术,观察神经、体液因素对尿生成的影响,并探讨尿生成的调节机制。

【实验原理】

尿生成的过程包括肾小球的滤过、肾小管和集合管的重吸收和分泌三个过程。任何影响上述过程的因素都会影响尿的生成,引起尿量及尿液的

原理拓展

性质、成分的改变。影响肾小球滤过的因素主要有滤过膜的面积和通透性、血浆胶体渗透压、肾血浆流量和肾小球毛细血管血压等。肾小管重吸收受小管液中溶质浓度、抗利尿激素、肾素-血管紧张素-醛固酮系统等因素的影响。尿生成的调节包括神经、体液和自身调节。肾交感神经兴奋时主要释放去甲肾上腺素,通过收缩肾血管、降低肾小球滤过率、促进肾素释放,或直接促进近端小管对钠水的重吸收,使尿量减少。

【实验材料】

家兔,生物信号采集系统,哺乳动物手术器械,膀胱插管,压力换能器,平皿,20%氨基甲酸乙酯溶液,生理盐水、20%葡萄糖注射液、1:10000去甲肾上腺素、垂体后叶素注射液、呋塞米注射液(速尿)、6g/L酚红溶液,10%氢氧化钠溶液,班氏试剂(或尿糖试纸)。

【实验方法】

1.麻醉固定

家兔称重后,按5ml/kg剂量于耳缘静脉注射20%氨基甲酸乙酯溶液,待兔麻醉后,将其仰卧,先后固定四肢及兔头。

2.颈部手术

(1)迷走神经分离术:剃去颈前兔毛,颈前正中切开皮肤5~6cm,直至下颌角上。止

血钳钝性分离结缔组织及颈部肌肉,暴露气管及与气管平行的左、右血管神经鞘。细心分离右侧鞘膜内的迷走神经,在右迷走神经下穿线备用。

(2)左颈总动脉插管:颈总动脉远心端用细线结扎,近心端用动脉夹夹住,并在动脉下面预先穿一细线备用。用眼科剪在结扎线下方的动脉壁上剪一"V"形切口,将动脉插管向心脏方向插入颈总动脉内,用细线扎紧固定,同时将线头在插管远心端再次结扎固定,防止插管滑脱。移去动脉夹,以备血压记录。

3.腹部手术

(1)剃去腹部正中被毛,从耻骨联合上缘处向上沿正中线做长约4cm的切口,沿腹白线剪开腹腔,将膀胱轻提出腹腔。

实验视频

(2)输尿管插管术:在膀胱底部辨认左右输尿管,分离出一侧,将输尿管膀胱端用线结扎,远端穿线备用。在结扎线上方(远膀胱端)的输尿管上剪一切口,向肾脏方向插入输尿管,用线结扎固定。此后可见尿液从此管流出。

(3)如不采用输尿管插管,亦可行膀胱插管收集尿液。

(4)膀胱插管术:辨认清楚膀胱结构后,选择膀胱顶部血管较少的部位,用两个止血钳轻提起膀胱。用剪刀在膀胱壁上剪一小口,从剪口处将插管插入膀胱内,用粗棉线结扎并固定。放平插管导管,使插管引流管出口处低于膀胱,用平皿接取引流管流出的尿液。用温热生理盐水湿润的纱布覆盖腹部切口。如需要长时间收集尿样,则应关闭腹腔。

4.观察项目

(1)待尿流量稳定后,连续记录家兔正常血压,人工计数正常尿量(滴/min)。

(2)耳缘静脉快速注射37℃生理盐水20ml,观察血压和尿量的变化。

(3)中等强度(5~10V)、频率(15~30Hz)、波宽2ms的电刺激间断刺激右侧迷走神经外周端1~2min,观察血压和尿量的变化。

(4)于家兔耳缘静脉注射20%葡萄糖溶液5ml,观察尿量的变化。当尿量显著变化时,收集尿液2滴进行尿糖定性试验(方法见注意事项),观察尿糖的变化及有无尿糖。

(5)于家兔耳缘静脉注射1:10000去甲肾上素0.5ml,观察血压和尿量的变化。

(6)按5mg/kg体重剂量于家兔耳缘静脉注射呋塞米注射液,观察尿量的变化。

(7)于家兔耳缘静脉注射垂体后叶激素2U,观察血压和尿量的变化。

(8)于家兔耳缘静脉注射6g/L酚红0.5ml,用盛有氢氧化钠溶液的平皿收集尿液,计算从注射酚红起到尿中刚出现酚红所需的时间(酚红在碱性液中显红色)。

【注意事项】

(1)实验前家兔应多喂青菜和水。

（2）项目安排顺序建议：在尿流量增多的基础上进行尿生成减少的实验。每次待血压和尿量恢复稳定后，再进行下一项实验。

（3）尿糖定性试验方法

班氏试剂法：试管加入班氏试剂1ml，加入尿液2滴，酒精灯上煮沸，冷却后观察颜色的变化。如选用尿糖试纸，在试纸上滴入尿液2滴，观察颜色变化。如蓝绿色转变为黄色或砖红色，表示尿糖试验阳性，不变色表示尿糖试验阴性。

【实验结果】

以表格方式记录不同实验项目的尿量、血压变化及酚红排泄时间。

思考题

1.分析实验中哪些因素是通过肾小球滤过率影响尿量和动脉血压的？它们各自的作用机制如何？

2.分析耳缘静脉注射葡萄糖溶液后家兔尿糖的变化及作用机制。

3.分析垂体后叶素对尿量的影响机制。

4.静脉注射酚红，酚红经什么方式出现在尿液中？记录出现时间有什么生物学意义？

课外拓展

▶ **实验2　大脑皮层运动机能定位与去大脑僵直**

【实验目的】

观察家兔大脑皮层运动的机能定位以及去大脑僵直现象，了解中枢神经系统对肌紧张的调节机制。

【实验原理】

大脑皮层运动区是躯体运动机能较高级中枢。刺激其不同区域，能引起身体特定部位的肌肉收缩。

原理拓展

中枢神经系统对肌紧张具有易化和抑制作用。正常情况下，这两种作用能使骨骼肌保持适当的紧张性，以维持机体姿势。若在中脑上、下丘之间切断脑干，使大脑皮层运动区和纹状体等部位与脑干网状结构的功能联系中断，则抑制肌紧张的作用减弱，易化作用相对增强，会出现伸肌紧张亢进的现象。动物呈现四肢僵直、头尾昂起、脊柱挺硬的特殊姿势，称为去大脑僵直。

【实验材料】

家兔，颅骨钻，咬骨钳，哺乳动物手术器械，兔台，气管插管，干棉球，20%氨基甲酸乙酯溶液。

【实验方法】

1.麻醉固定

家兔称重后,于耳缘静脉注射20%氨基甲酸乙酯溶液(5ml/kg)。麻醉后仰卧位固定于兔台上。

2.颈部气管插管

沿颈正中线切开皮肤,暴露气管,行气管插管,以防开颅手术时窒息死亡。

3.头部手术

将家兔改为俯卧位,头部抬高固定。剃除头顶毛发,沿颅顶正中线切开皮肤并用刀柄刮去颅顶骨膜。用颅骨钻在冠状缝后,于矢状缝旁1cm的骨板上开孔,勿伤及硬脑膜。咬骨钳向对侧扩大创口时,注意勿伤及矢状窦,以免大出血。若遇到颅骨出血,可用干棉球填塞止血。并在矢状窦前、后两端各穿一线并结扎。小心剪开硬脑膜,暴露大脑皮层。用刺激电极进行刺激,观察运动现象。

4.横断脑干

托起兔头并使之呈屈曲低头位。用刀柄从大脑半球后缘与小脑之间伸入,轻托起两大脑半球枕叶,即可见到中脑上、下丘部分。用手术刀在上、下丘之间沿口裂方向呈45°方位插入,左右划断脑干(图11-1)。

5.观察项目

(1)用特定的符号表示观察到的运动反应,并标记在兔大脑皮层图中相应的有效刺激点上,绘制出兔的大脑皮层运动机能定位图。

(2)将兔侧卧位平躺,数分钟后可见其四肢慢慢变硬伸直,头后仰,尾上翘,呈角弓反张状态,即为去大脑僵直现象(图11-2)。若不明显,可用双手提起兔的背部并抖动,动物的四肢伸肌受重力牵拉作用,紧张会明显增强。

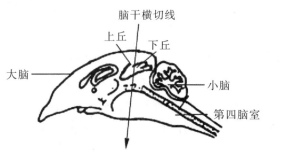

图11-1　横断脑干部位

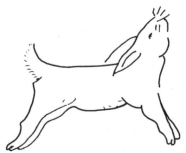

图11-2　家兔去大脑僵直

【注意事项】

(1)动物麻醉宜浅,麻醉太深不易出现去大脑僵直现象。

（2）切断部位要准确。过低会伤及延髓,导致呼吸停止。过高则不易出现去大脑僵直现象。

（3）为避免切断脑干时出血过多,可用拇指与食指在第一颈椎横突后缘压迫椎动脉数分钟。

【实验结果】

根据实验现象,绘制家兔大脑皮层运动机制定位图;并以文字简要描述观察到的实验结果。

思考题

1.试解释去大脑僵直的机制。

2.去大脑僵直实验对临床神经反射检查有何启示?

3.在上述实验基础上,如在下丘的下方再次横断脑干,动物姿势有何改变?为什么?

课外拓展

4.如在上述结果的基础上分别切断延髓或切断脊髓背根,将对肌紧张产生什么影响?为什么?

▶ **实验3　离子与药物对离体蟾蜍心脏活动的影响**

【实验目的】

学习蟾蜍离体心脏灌流方法,观察钠、钾、钙等离子及肾上腺素、乙酰胆碱等因素对心脏活动的影响。

【实验原理】

原理拓展

心脏正常的节律性活动需要一个适宜的理化环境,如钠、钾及钙离子浓度,pH,温度等,内环境的变化会直接影响心脏的活动。在体心脏受交感神经和迷走神经双重支配,而离体心脏脱离了机体神经支配和全身体液因素的直接影响。用理化特性近似于血浆的任氏液灌流,在一定时间内蛙心仍能保持节律性兴奋和收缩活动。静脉窦作为蛙心的起搏点能按一定节律自动产生兴奋,因此,只要保留静脉窦,离体的蛙心在一定时间内仍能自主节律性收缩。通过改变灌流液中离子浓度比例或给予药物均可引起心脏活动的改变。心肌细胞的自律性、兴奋性、传导性和收缩性,都与钠、钾及钙等离子有关。

【实验材料】

蟾蜍,生物信号处理系统,蟾蜍手术器械,张力换能器,蛙心插管,蛙心夹,任氏液,

0.65%NaCl,3%GaCl$_2$,1%KCl,1:10000肾上腺素溶液,1:10000乙酰胆碱溶液,1%普萘洛尔溶液,1%阿托品溶液。

【实验方法】

1.离体蛙心样本的制备

（1）毁损蟾蜍脑脊髓,仰卧固定于蛙板上。从剑突下剪开胸部皮肤,然后剪掉胸骨,打开心包,暴露心脏,分离左、右主动脉(图11-3)。

（2）在左主动脉下方穿1根细线,靠远心端结扎作插管时牵引用,在主动脉干下方穿1根细线,在动脉圆锥处打一松结备用。

（3）左手持左主动脉上方的结扎线,用眼科剪在左主动脉根部剪一"V"形小切口,右手将盛有少许任氏液的蛙心插管由此切口处插入动脉圆锥。当插管头到达动脉圆锥时,用镊子夹住动脉圆锥少许,将插管沿动脉圆锥后壁向心室中央方向插入,在心室收缩期将插管插入心室(图11-4)。插管内液面随心搏而上下波动表示插管成功。

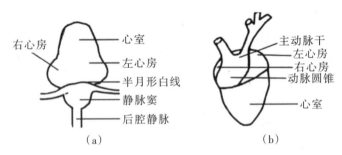

图11-3　蛙心结构图(a)、上翻图(b)的正面图

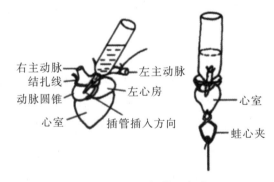

图11-4　蛙心插管示意图

（4）将预先打好的松结扎紧,线在插管的侧钩上再次打结固定,以免蛙心插管滑出心室。滴管更换新鲜任氏液。

（5）轻提插管和心脏,在静脉窦和静脉交界处用线结扎,尽量避免伤及静脉窦,连同静脉窦一同将蛙心剪下。

2.仪器装置连接

将蛙心插管固定在铁支架上,蛙心夹在心室舒张期夹住心尖,并将蛙心夹的线头通过滑轮连至张力换能器上,调节线张力至1g,插管内加灌流1~1.5ml,并在插管上标记灌流的高度,实验过程中灌流液高度恒定(图11-5)。

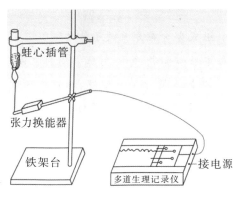

图11-5　离体蛙心仪器连接示意图

3.观察项目

(1)描记正常的蛙心搏动曲线,注意观察心搏频率和收缩强度。

(2)将插管内的任氏液全部更换为0.65%NaCl溶液,观察心搏变化。

(3)任氏液换洗,待曲线恢复正常后,在任氏液内滴加3%$CaCl_2$1~2滴,观察心搏变化。

(4)任氏液换洗,待曲线恢复正常后,在任氏液中加1%KCl1~2滴,观察心搏变化。

(5)任氏液换洗,待曲线恢复正常后,在任氏液中加1:10000的肾上腺素溶液1~2滴,观察心搏变化。

(6)任氏液换洗,待曲线恢复正常后,在任氏液中加普萘洛尔溶液1~2滴,观察心搏变化,然后加入1:10000的肾上腺素溶液1~2滴,观察心搏变化。

(7)任氏液换洗,待曲线恢复正常后,在任氏液中加1:10000的乙酰胆碱溶液1~2滴,观察心搏变化。

(8)任氏液换洗,待曲线恢复正常后,在任氏液中加阿托品溶液1~2滴,观察心搏变化,然后加入1:10000的乙酰胆碱溶液1~2滴,观察心搏变化。

【注意事项】

(1)心室插管不可硬插;心脏离体分离时勿损伤静脉窦。

(2)密切观察心脏活动,一旦出现变化就立即用任氏液换洗,以免心肌长时间损伤无法恢复。

(3)插管内液面应保持固定高度,以免影响结果。

（4）各种药物滴管不可混用。每次加液量不可过多，以刚刚能引起效果为宜。

【实验结果】

整理一套完整的蛙心搏动变化曲线，并加以标注；以表格方式记录心搏频率和心室收缩强度的变化。

> **【思考题】**
>
> 1. 正常心搏曲线各个组成部分分别反映了什么？
>
> 2. 分析各项处理对离体蛙心心搏频率、时程影响的机制。
>
> 3. 滴加普萘洛尔之后再加入肾上腺素溶液，其心搏曲线变化与单独加肾上腺素溶液灌注有什么不同？并说明机制。
>
> 4. 滴加阿托品之后再加入乙酰胆碱溶液，其心搏曲线变化与单独乙酰胆碱溶液灌注有什么不同？说明机制。

课外拓展

▶ 实验4　离体大鼠主动脉环张力的测定

【实验目的】

学习离体主动脉环制备和离体血管灌流的方法，理解各种钙通道和受体在调节血管平滑肌活动中的作用。

【实验原理】

原理拓展

高浓度氯化钾可使血管平滑肌细胞去极化，让电压门控钙通道开放，引起胞外 Ca^{2+} 内流，导致血管平滑肌收缩。阻断高钾作用的药物为电压门控钙通道阻断药。

血管平滑肌上有 α_1 受体和 β_2 受体。前者被激动可引起血管收缩；后者被激动使血管舒张。苯肾上腺素能激动血管平滑肌上的 α_1 受体，促使化学门控钙通道开放，引起胞外 Ca^{2+} 内流，导致血管环收缩；而苯肾上腺素对 β_2 受体几乎无作用。故苯肾上腺素具有很强的缩血管作用。α 受体激动药可增强此作用，而 α 受体阻断药可阻断此作用。逐步增加 α 受体激动药的浓度，可引起血管环出现剂量依赖性的收缩，记录药物量效曲线。再给予 α 受体阻断药，可使量效曲线右移，但最大效应不变。

酚妥拉明为短效 α 受体阻断药，与去甲肾上腺素竞争 α 受体而发挥化学门控钙通道阻断作用，松弛动静脉血管平滑肌。维拉帕米为电压门控钙通道阻滞剂，可抑制 Ca^{2+} 内流，对血管平滑肌有扩张作用。

【实验材料】

大鼠，哺乳动物手术器械，生物信号采集处理系统，张力换能器，麦氏浴槽，恒温器，平皿,95%O_2和5%CO_2混合气体,克氏液(Krebs液),乙醚,3mol/L氯化钾溶液,10^{-4}mol/L苯肾上腺素溶液,10^{-3}mol/L乙酰胆碱溶液,10^{-5}mol/L维拉帕米溶液,10g/L酚妥拉明溶液。

【实验方法】

(1)离体主动脉环制备:乙醚麻醉大鼠后,立即剪开胸腔,再迅速取出胸主动脉,尽可能于近心脏处把其切断,迅速置于盛有4℃克氏液并通以95%O_2和5%CO_2混合气体的平皿中。剔除血管外结缔组织及脂肪,洗去凝血块,用眼科剪把主动脉剪成长约3mm的主动脉环数段备用。

实验操作流程

(2)将血管环固定悬挂于盛有10ml克氏液的麦氏浴槽内,将固定杆上的不锈钢钩轻轻穿入血管环,并将另一端连接有细线的系于张力换能器上,通入混合气体,调节通气量至密集小气泡逸出为宜。浴槽温度保证在37±0.5℃恒温。

(3)血管环零张力下稳定30min,30min后调至2g,并以此张力平衡60min。中间每15min换液一次。

(4)用终浓度3mol/L氯化钾200μl(终浓度为60mmol/L的氯化钾溶液)收缩血管环,待收缩稳定(约15min)后用克氏液洗脱2~3次(约15min),使张力回复到初始值;重复加入同一浓度的氯化钾,连续3次,用克氏液洗脱标本使其张力回复到初始值。

(5)再用10^{-4}mol/L的苯肾上腺素液50μl(终浓度10^{-6}mol/L)诱发血管收缩,稳定后加10^{-3}mol/L乙酰胆碱溶液50μl(终浓度10^{-5}mol/L),观察血管的松弛效应是否超过10%。若超过10%,则为内皮完整;否则内皮受损或无内皮。用克氏液反复脱洗标本,使其张力回复到初始值,间隔30min进行下一项目,每隔15min换液一次。

(6)观察项目

①加入10^{-5}mol/L维拉帕米溶液100μl,15min后再加入3mol/L KCl溶液200μl。记录动脉环收缩曲线,在收缩达高峰后用克氏液反复脱洗标本使其张力回复到初始值。

②加入10^{-4}mol/L苯肾上腺素溶液100μl,记录动脉环的收缩曲线,在反应达高峰时用克氏液反复脱洗标本使其张力回复到初始值。

③20min后,加入10g/L酚妥拉明溶液50μl,10min后再重复观察步骤②,记录动脉环的收缩曲线。张力稳定后用克氏液反复脱洗标本使其张力回复到初始值。

④加入3mol/L氯化钾100μl,记录动脉环的收缩。

(7)结果以平均值±标准差表示,统计采用t检验方法。

【注意事项】

(1)标本勿用手拿,应以镊子夹取,动作轻柔,在空气中不要暴露过久,以免失去敏感性。

(2)克氏液必须用新鲜蒸馏水配制。

(3)分离动脉环时克氏液为4℃,其余均需事先预热至37℃。

【实验结果】

整理一套动脉环的收缩曲线图,并加以标注;以表格方式记录各项处理前后动脉环的张力变化。

思考题

1.分析各项处理对血管环张力的作用及可能机制。

2.加入苯肾上腺素诱发动脉环收缩后,加入乙酰胆碱,对内皮完整与无内皮血管的松弛效应有什么差别？如何解释？

课后自测　　　知识拓展

附　录

附表 1　常用实验动物的一般生理参数值

动物种类	血压(kPa) 收缩压/舒张压	心率 (次/min)	体温 (℃)	呼吸频率 (次/min)	潮气量 (ml)
人	16.7/10.7* 13.3~20.0/8.0~13.3**	75 50~100	36.8 36.5~37.0	17.5 15~20	500
小鼠	17.8/10.8 12.7~18.4/8.9~12.0	600 323~730	38.0 37.2~38.8	128 84~163	0.15 0.09~0.23
大鼠	13.1/10.1 10.9~16.0/8.0~12.0	328 216~600	38.2 37.8~38.7	85.5 64~114	0.86 0.60~1.25
豚鼠	11.6/7.53 10.7~12.5/7.3~7.7	280 260~400	38.5 38.2~38.9	90 69~104	1.8 1.0~3.2
家兔	14.7/10.7 12.7~17.3/8.0~12.0	205 123~304	39.0 38.5~39.5	15 38~60	21 19.3~24.6
猪	17.1/10.9 14.5~18.7/9.9~12.1	75 60~90	38.5 38.0~39.0	15 12~18	无
犬	16.0/8.0 12.7~18.2/6.4~9.6	120 109~130	38.5 37.5~39.0	18 11~37	320 251~432.5
猫	12.1/7.6 11.1~14.1/6.6~10.1	125 110~140	39.0 38.0~39.5	26 20~30	12.4
猴	21.1/13.4 18.6~23.4/12.2~14.5	150 120~180	38.5 37.0~40.0	40.0 31~52	21.0 9.8~29.0

注:"*"表示均值;"**"表示范围

附表 2　常用实验动物性别的鉴别

动物	雄性	雌性
小、大鼠	生殖器与肛门之间距离较大, 用手指轻捏外生殖器,可见阴茎突出,天热见阴囊下垂	距离较小 乳头明显
青蛙/蟾蜍	轻提起前肢作环抱状,并鸣叫 前肢拇指与示指间趾蹼上有棕黑色突起(婚垫)	前肢呈伸直状,不鸣叫 无婚垫
家兔	左手抓住颈部皮肤,右手拉尾巴,用拇指和食指拨开生殖器附件的皮毛,可见阴茎露出	仅呈椭圆形间隙,有阴道
豚鼠	无尾巴,其他同家兔	

参考文献

参考文献

[1]龚永生.医学机能学实验.北京:高等教育出版社,2019.

[2]王会平、林国华.新编生理学实验教程.杭州:浙江大学出版社,2012.

[3]曹君利,张咏梅,武玉清.麻醉机能实验学.北京:人民卫生出版社,2021.

[4]张琦,李睿明.医学机能实验学.5版.北京:科学出版社,2022.

[5]秦川.实验动物学.北京:人民卫生出版社,2010.

[6]周岐新.人体机能学实验.北京:科学出版社,2017.

[7]王庭槐.生理学.3版.北京:高等教育出版社,2015.

[8]王庭槐.生理学.10版.北京:人民卫生出版社,2024.